儿童罕见病
临床病例解析

Clinical Cases of Rare Diseases in Children

主　审　李安茂

主　编　张艳敏

副主编　汪治华　李亚绒　杨　颖

编　者（以姓氏笔画为序）

马　英	王　华	王　涛	王　娟	王旭艳
方　莹	尹　莉	白改改	包　瑛	成艳辉
任晓侠	刘　超	刘小乖	刘安生	刘建萍
安　媛	李　丹	李　刚	李　欢	李　环
李　佳	李　健	李　瑛	李小青	李亚绒
李玛丽	杨　颖	吴颖妮	邱世超	汪　东
汪治华	张　华	张　婕	张艳敏	周　扬
赵玉娟	赵斯钰	荀泽丽	胡姝雯	高天娇
郭张妍	郭建军	楚建平		

编写秘书　王丹颖

人民卫生出版社

·北京·

图书在版编目（CIP）数据

儿童罕见病临床病例解析 / 张艳敏主编 . —北京：
人民卫生出版社，2023.2

ISBN 978-7-117-34266-7

Ⅰ.①儿⋯　Ⅱ.①张⋯　Ⅲ.①小儿疾病 —疑难病 —病
案 —分析　Ⅳ.①R72

中国版本图书馆 CIP 数据核字（2022）第 245075 号

| 人卫智网 | www.ipmph.com | 医学教育、学术、考试、健康，
购书智慧智能综合服务平台 |
| 人卫官网 | www.pmph.com | 人卫官方资讯发布平台 |

儿童罕见病临床病例解析
Ertong Hanjianbing Linchuang Bingli Jiexi

主　　编：张艳敏
出版发行：人民卫生出版社（中继线 010-59780011）
地　　址：北京市朝阳区潘家园南里 19 号
邮　　编：100021
E - mail：pmph @ pmph.com
购书热线：010-59787592　010-59787584　010-65264830
印　　刷：北京顶佳世纪印刷有限公司
经　　销：新华书店
开　　本：889 × 1194　1/32　　印张：8.5
字　　数：198 千字
版　　次：2023 年 2 月第 1 版
印　　次：2023 年 3 月第 1 次印刷
标准书号：ISBN 978-7-117-34266-7
定　　价：79.00 元

打击盗版举报电话：010-59787491　E-mail：WQ @ pmph.com
质量问题联系电话：010-59787234　E-mail：zhiliang @ pmph.com
数字融合服务电话：4001118166　E-mail：zengzhi @ pmph.com

前 言

罕见病是指发病率很低的疾病,世界上现有罕见病 7 000 多种,其中 50% 以上在儿童期发病。由于疾病罕见,社会大众,甚至医务人员普遍缺乏认识,很多患者诊治困难,需辗转就医,甚至被误诊。西安市儿童医院作为西北地区最大的三级甲等儿童专科医院之一,病源覆盖广,每年诊断罕见病数百例。为提高公众对儿童罕见病的认识,笔者将诊治的典型病例编写成书,供广大医务工作者和社会大众学习、分享。

本书以 2018 年我国颁布的第一批罕见病目录中的疾病为主,每个典型病例包括疾病概述、病因、临床表现、诊断、治疗、病例展示,既有理论,又包括典型病例诊治经过,适合医务工作者、医学生、社会大众使用。

衷心感谢本书编写过程中所有参编人员所付出的辛勤努力,感谢罕见病患者的大力支持。杨颖博士承担了所有病例中患儿遗传学检测相关内容的撰写和修订。

受目前技术和水平的限制,难免有不足之处,欢迎同道们和广大读者发送邮件至邮箱 renweifuer@pmph.com,或扫描封底二维码,关注"人卫儿科学",对我们的编写工作给予批评指正,以期再版修订时进一步补充完善,更好地回馈读者,在此表示衷心感谢!

张艳敏

2022 年 12 月

目 录

第一章

Alagille 综合征

【概述】

Alagille 综合征（Alagille syndrome，ALGS）又称先天性肝内胆管发育不良征，是一种累及多系统的常染色体显性遗传性疾病，外显率约达98%，表型有高度的变异性。Alagille 综合征涉及脏器主要包括肝脏、心脏、骨骼、眼睛、面部及肾脏等。国外报道本病发病率约为 1∶30 000，目前国内尚无关于本病的流行病学数据。

【病因】

ALGS 中98%的病例是由定位在染色体 20p12 的 *JAG1* 基因突变引起，其编码细胞膜表面蛋白 JAGGED1，亦称为 Ⅰ型 ALGS。2% 是由定位在染色体 1p12~p11 的 *NOTCH2* 基因突变引起，其编码跨膜蛋白 NOTCH2 受体，亦称为 Ⅱ型 ALGS。上述两个基因的致病突变可导致 Notch 信号通路缺陷，影响肝脏、心脏、面部、眼睛、皮肤和脊椎等多个器官或系统。

【临床表现】

ALGS 临床主要表现为：

1. 特殊面容　患儿表现为前额宽且突出、眼窝深陷、鞍形鼻并前端肥大、尖下颌、耳郭突出、部分患儿眼距宽,早期不易发现特征性面容,随着年龄增长表现逐渐明显。

2. 眼部表现　角膜后胚胎环最具特征性,也可有 Rieger 异常、青光眼等。

3. 心血管系统　肺动脉狭窄是引起心脏杂音的常见原因,其他心脏发育畸形有室间隔缺损、房间隔缺损等心脏结构异常。

4. 消化系统　主要特征是持续的胆汁淤积,与胆道闭锁类似,黄疸和白陶土样大便,可伴肝脾大。皮肤瘙痒是本病的突出表现,但婴儿早期不明显。

5. 骨骼表现　脊柱畸形,特征性改变为蝶形椎骨、其他椎骨的融合等。

另外,可有肾脏损害,包括结构发育的异常及功能的改变;50%~90% 的 ALGS 患儿存在明显的生长发育迟缓、干燥病、脱发、泛发性黄瘤、听力异常和肌力减退等。

【诊断】

1. 基因诊断　若检测到 *JAG1* 一个基因突变或 *NOTCH2* 一个基因突变,有 1 个或以上主要临床特征即可确诊。

2. 经典诊断　肝组织病理证实存在肝内小叶间胆管数量减少或缺如,并具有至少包括慢性胆汁淤积、心脏杂音、蝴蝶椎骨、角膜后胚胎环和特殊面容等 5 个主要临床表现的其中 3 个,并排除其他原因。

Kamath 和 Guru Murthy 等提出修订本病的诊断标准:认为符合 4 个或以上主要特征也可诊断;如果已知有 *JAG1* 基因突变或家族阳性史,通常具备 2 个主要特征即可确诊。

【治疗】

Alagille 综合征尚无特效治疗,该病有多系统受累,因此需要多学科的专家共同参与管理。

1. 一般治疗 小婴儿予以强化中链甘油三酯的奶粉喂养,补充微量元素及脂溶性维生素 D、E,可改善生长发育落后。

2. 药物治疗 口服熊去氧胆酸促进胆汁分泌,口服考来烯胺吸附胆汁酸。药物失败可行胆汁部分外转流术,是一种缓解顽固性皮肤瘙痒安全而有效的方法。

3. 肝移植 如果出现严重胆汁淤积、门静脉高压、肝癌、黄色瘤病、生长发育明显落后、难治性瘙痒,肝移植是首选的治疗。

4. 其他治疗 如果伴有严重心脏畸形或出现相关白内障或肾脏损伤可考虑给予相应的治疗,几乎所有早期死亡者均死于心脏病变。

病例 1

1. 病情简介 患儿,男,2个月6天,生后3天皮肤黄染,初为颜面部,渐波及全身,先后给予利胆退黄治疗,黄疸较前加重,病后大便偶有变浅,小便色黄,染尿布。

2. 体格检查 皮肤、巩膜中度黄染,有异常外貌,高前额、尖下颌、眼窝凹陷(图 1-1A、B),腹稍膨隆,腹水征阴性。肝肋下可触及 4cm,剑下可触及 3cm,质中,缘锐,脾肋下触及 3cm,质软,余查体未见明显异常。

3. 实验室检查 总胆红素 280.3μmol/L、直接胆红素 179.4μmol/L、谷丙转氨酶 150U/L、谷草转氨酶 258U/L、碱性磷酸酶 430U/L、谷氨酰转肽酶 141.9U/L、总胆汁酸 226.56μmol/L。宫内感染系列、乙型肝炎病毒标志物、梅毒、艾滋病及丙型肝炎病毒抗体均阴性,血串联质谱及气相色谱 - 质谱分析无异常。

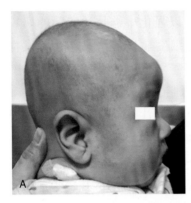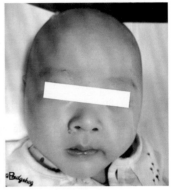

图 1-1　Alagille 综合征患儿正侧面图

A. 侧面显示其高前额;B. 正面显示其尖下颌,眼窝凹陷

4. 辅助检查

(1) 胸部 X 线检查:T_5、T_6 蝴蝶椎骨(图 1-2)。

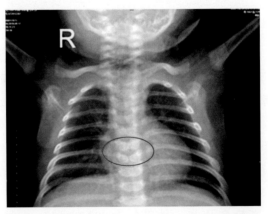

图 1-2　胸部 X 线正位片显示患儿 T_5、T_6 蝴蝶椎骨

（2）彩色多普勒超声检查：①心脏彩色超声：先天性心脏病，左、右肺动脉狭窄（图 1-3A），卵圆孔未闭；②泌尿系统彩色超声：右肾积水（图 1-3B），肾盏内稍强回声，考虑尿盐沉积；左肾大小、左侧输尿管、膀胱未见明显异常。

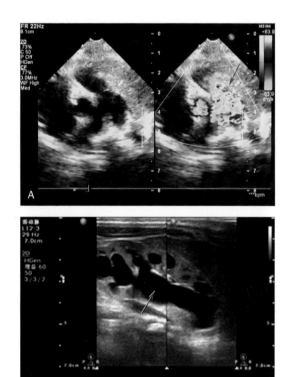

图 1-3　患儿心脏及泌尿系统超声表现

A. 心脏超声显示肺动脉狭窄；

B. 泌尿系统超声显示右肾积水

（3）胆道 ECT（emission computed tomography，ECT）：3~5 分钟肝脏未显影；肾盂、膀胱显影清晰；30 分钟时肝脏放射性

轻度浓聚,双肾及膀胱放射性高度浓聚,胆囊未见显影;3小时、6小时肝脏放射性浓聚程度未见明显变化,腹腔内可见少许放射性分布;24小时肝脏放射性浓聚程度相对减少,肠道24小时明显放射性分布。眼科会诊角膜后胚胎环阴性。血串联质谱:未见明显异常。尿气相色谱-质谱分析:3-羟基丙酸含量略升高。

5. 遗传学检测 基因检测结果显示该患儿的 *JAG1* 基因发生 c.1156G>A(p.G386R)杂合变异,经 Sanger 测序验证,患儿父母及胞兄均未携带该变异,推测其可能为新发突变,但不排除患儿父母生殖细胞嵌合的可能性。该变异为文献和数据库报道的和 Alagille 综合征相关的致病突变。依据美国医学遗传学与基因组学学会(American college of medical genetics and genomics,ACMG)指南,该变异为致病性变异。

6. 治疗经过 入院后用丁二磺酸腺苷蛋氨酸注射液,口服熊去氧胆酸胶囊,考来烯胺散利胆退黄,复方甘草酸苷片保肝治疗。补充脂溶性维生素,并更换富含中链脂肪酸奶粉喂养,患儿黄疸逐渐减轻(表 1-1),定期门诊随访中。

表 1-1　患儿肝功能随访结果

项目	正常值	2018年11月24日	2018年12月1日	2018年12月14日	2019年1月4日	2019年1月22日	2019年7月9日
总胆红素/(μmol·L⁻¹)	3.4~20.5	280.3	349.8	232.6	212.7	226.2	194.1
直接胆红素/(μmol·L⁻¹)	0~6.18	179.4	227.2	156.8	145.6	148.5	151.7
谷丙转氨酶/(U·L⁻¹)	4~35	150	126	170	121	155	139
谷草转氨酶/(U·L⁻¹)	10~50	258	240	348	275	347	339
碱性磷酸酶/(U·L⁻¹)	124~341	430	134.1	394	397	471	531
谷氨酰转肽酶/(U·L⁻¹)	12~122	141.9	124.8	126.8	98.3	188.9	196.6
总胆汁酸/(μmol·L⁻¹)	0~10	226.56	302.26	241.18	329.79	298.32	380.35

（李亚绒　杨　颖）

参 考 文 献

1. 马艳立, 宋元宗. Alagille 综合征诊断治疗进展. 中国当代儿科杂志, 2014, 16 (11): 1188-1192.

2. SALEH M, KAMATH BM, CHITAYAT D. Alagille syndrome: clinical perspectives. Appl Clin Genet, 2016, 30 (9): 75-82.

3. GROCHOWSKI CM, LOOMES KM, SPINNER NB. Jagged1 (JAG1): Structure, expression, and disease associations. Gene, 2016, 576 (1Pt3): 381-384.

4. 王建设. Alagille 综合征. 中国实用儿科杂志, 2008, 23 (1): 3-6.

5. KAMATH BM, BAKER A, HOUWEN R, et al. Systematic review: the epidemiology, natural history, and burden of Alagille syndrome. J Pediatr Gastroenterol Nutr, 2018, 67 (2): 148-156.

6. GURU MURTHY GS, RANA BS, DAS A, et al. Alagille syndrome: a rare disease in an adolescent. Dig Dis Sci, 2012, 57 (11): 3035-3037.

7. 郭丽, 赵书涛, 程映, 等. Alagille 综合征患儿 11 例临床和遗传学分析. 中华儿科杂志, 2018, 56 (5): 353-358.

8. FLORES CD, YU YR, MILOH TA, et al. Surgical outcomes in Alagille syndrome and PFIC: A single institution's 20-year experience. J Pediatr Surg, 2018, 53 (5): 976-979.

9. CARLOS EC, AJAY D, MUNIZ-ALERS S, et al. Wilms Tumor After Orthotopic Liver Transplant in a Patient With Alagille Syndrome. Urology, 2018, 121: 171-174.

10. SRICHARD S, AZIZ N, BALE S, et al. Standards and guidelines for the interpretation of sequence variants: a joint consensus recommendation of the American College of Medical Genetics and Genomics and the Association for Molecular Pathology. Genet Med, 2015, 17 (5): 405-423.

第二章

Alport 综合征

【概述】

Alport 综合征（Alport syndrome,AS）是一种以血尿、进行性肾衰竭、听力下降和眼部异常为特征的遗传性肾小球疾病，具有高度的家族遗传倾向。其发病率为 1∶5 000~1∶10 000，男性多于女性，随着精准医疗及医学技术的发展，其检出率呈逐年上升趋势。本病预后较差，且目前无有效治愈手段，多进展至终末期肾病（end stage renal disease,ESRD），是慢性肾脏病和终末期肾病的重要病因之一。

【病因】

Alport 综合征属于遗传性疾病，是由于编码基底膜Ⅳ型胶原 α 链（α3、α4、α5 链）的基因 COL4A3、COL4A4、COL4A5 突变致肾小球基底膜蛋白异常。其遗传方式有三种：即 X 连锁型 AS（X-linkageAlport syndrome,XLAS）、常染色体隐性遗传型 AS（autosomal recessive inheritance Alport syndrome,ARAS）和常染色体显性遗传型 AS（autosomal dominant inheritance Alport syndrome,ADAS）。XLAS 是由编码 α5 链的 COL4A5 致病性变异引起的，而 ADAS 和 ARAS 是由 COL4A3 或 COL4A4 致病性变异引起。XLAS 是 AS 中最常见的遗传方式，占 AS

的 80%，ADAS 和 ARAS 分别占 AS 的 5% 及 15%。

【临床表现】

最常见的首发症状为血尿，可为镜下血尿或肉眼血尿，程度不一，可最早于出生时检出。蛋白尿通常在发病早期阴性或量微，但随年龄的增长而出现，并不断加剧，甚至发展为大量蛋白尿。疾病后期多出现高血压表现。XLAS 患儿一般男性受累重，且肾功能进行性下降，一般于 10~30 岁进展至 ESRD。AS 的肾外表现包括感音神经性耳聋、眼部异常和弥漫性平滑肌瘤病，其中耳聋和眼畸形在 AS 中较为常见，检出率分别为 73% 和 57%，弥漫性平滑肌瘤病极为罕见。

【诊断】

1. 主要表现为持续性肾小球性血尿或血尿伴蛋白尿的患者具有以下任一条即可疑诊：

(1) Alport 综合征家族史。

(2) 无明显其他原因的血尿、肾衰竭家族史。

(3) 耳聋、圆锥形晶状体或黄斑周围斑点状视网膜病变。

2. 主要表现为持续性肾小球性血尿或血尿伴蛋白尿的患者符合以下任一条即可确诊：

(1) 肾小球基底膜Ⅳ型胶原 α3、α4、α5 链免疫荧光染色异常或皮肤基底膜Ⅳ型胶原 α5 链免疫荧光染色异常。

(2) 肾组织电镜示肾小球基底膜致密层撕裂分层。

(3) COIAA5 基因具有一个致病性突变，或 COLAA3 或 COL4A4 基因发生复合杂合（或纯合）致病性突变。

【治疗】

1. 药物治疗　2013 年，国际 AS 专家组发表的诊疗建议将治疗药物分为一线和二线用药,其中一线治疗应用血管紧张素转化酶抑制剂(angiotensin converting enzyme inhibitor, ACEI),这类药物包括依那普利、雷米普利等;二线治疗应用血管紧张素受体阻滞剂(angiotensin receptor blocker, ARB)和醛固酮受体拮抗剂,常用的 ARB 类药物包括氯沙坦、缬沙坦、厄贝沙坦等。由于 ACEI 类及 ARB 类药物有直立性低血压、高钾血症等不良反应,因此,临床上应慎重联合用药,且对接受治疗的 AS 患者需注意监测血钾及血清肌酐等指标。目前尚无药物可以治愈听力损失和眼部缺陷,可给予相应对症支持措施。

2. 肾脏替代治疗 进展至 ESRD 的患儿应尽早予以肾脏替代治疗,包括腹膜透析、血液透析和肾移植。AS 患儿有较好的移植效果,与其他疾病相比移植效果相似或更优,相关研究显示 AS 患儿肾移植后 20 年的存活率为 70.2%,移植肾的存活率为 46.8%。由于肾移植后部分患儿可出现抗肾小球基底膜肾炎,且多发生于移植后 1 年内,致使移植失败,故建议肾移植后密切监测血清抗肾小球基底膜抗体、尿常规及肾功能指标至少 1 年。

3. 其他治疗方案 目前利用动物模型已经发现了许多潜在的用于 AS 治疗的新方法,如他汀类药物、基质金属蛋白酶、血管肽酶抑制剂、趋化因子受体 1 阻滞剂 BX471 等,随着医学发展,更多新药也有望被研发并最终应用于临床;此外,目前骨髓干细胞移植、植入前遗传学诊断等基因治疗方案已进入研究阶段。

病例 2

1. 病情简介 患儿,男,5 岁,因"尿检异常 6 月余,咳嗽

1 周"入院。约 6 个月前患儿因"呼吸道感染"发现镜下血尿,尿常规示尿隐血(+++)。1 月余前因发热查尿隐血(+),尿沉渣镜检示红细胞 3~5 个/HP,量少不分形,无水肿、高血压,无皮疹等不适。1 周前因"支气管炎"于我院门诊就诊,复查尿隐血(++),尿沉渣镜检示红细胞满视野/HP,变形率 95%;左肾静脉超声提示胡桃夹阳性,收住院治疗。

2. 实验室检查　入院后查尿隐血(+++),尿蛋白(+),24 小时尿蛋白定量 18.70mg/24h,尿钙 2.89mmol/L、肌酐 3 330.00mol/L,红细胞沉降率 22mm/h,尿蛋白五项正常。乙型肝炎、输血及结核系列均阴性。血常规、肝肾功、补体、体液免疫系列、双肾超声无明显异常。抗核抗体系列:抗核抗体(抗核抗体,ANA)(1:100)弱阳性核颗粒型、余阴性;抗中性粒细胞胞质抗体 5 项均阴性;外送西京医院抗核抗体:1:100、1:3 201:1 000 及 1:300 均为阳性,余阴性。

3. 辅助检查

(1)眼压及眼底检查无异常。

(2)肾活检病理:光镜下可见 3 条肾皮质,25 个肾小球,系膜细胞和基质轻度增生;肾小管上皮细胞颗粒变性;肾间质及小动脉无明显病变。免疫荧光:肾小球 2 个,IgM^+、C_3^{++}、IgG^-、IgA^-、$C1Q^+$、FRA^-。电镜下可见肾小球毛细血管基底膜弥漫性菲薄,小节段分层,基底膜厚度为 148~211nm,未见电子致密物,上皮细胞足突节段融合。肾小管间质无特殊病变,符合薄基底膜肾小球病(图 2-1)。

4. 家族史　追问家族史,母亲有"血尿"病史 8 年,未查出病因,未规律治疗。

5. 遗传学检测　全外显子组基因检测结果显示患儿 COL4A5 基因发生 c.1405G>A(p.G469R)变异,经 Sanger 测序验证,该变异遗传自母亲,符合 X 连锁隐性遗传规律。该变异为文献数据库报道的和 Alport 综合征相关的致病性突变。依据 ACMG 指南,该变异为疑似致病性变异。结合患儿病史及基因检测结果诊断为 Alport 综合征。

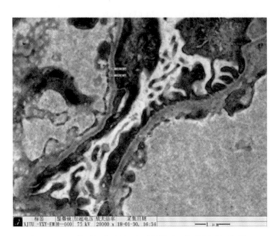

图 2-1　肾小球毛细血管基底膜弥漫性菲薄
(电镜,×5 000)

　　6. 治疗经过　患儿入院前曾口服"芦丁片、槐杞黄颗粒"治疗半月余,复查尿隐血(++),入院后给予对症治疗,出院后予卡托普利 12.5mg/d 及黄芪颗粒口服治疗,3 个月后复查尿隐血(+++),蛋白(-)。

(包 瑛　吴颖妮　杨 颖)

参考文献

1. NOZU K, NAKANISHI K, ABE Y, et al. A review of clinical characteristics and genetic backgrounds in Alport syndrome. Clin Exp Nephrol, 2019, 23 (2): 158-168.

2. ZHANG Y, DING J. Renal, auricular, and ocular outcomes of Alport

syndrome and their current management. Pediatr Nephrol, 2018, 33 (8): 1309-1316.

3. SAVIGE J, GREGORY M, GROSS O, et al. Expert guidelines for the management of Alport syndrome and thin basement membrane nephropathy. J Am Soc Nephrol, 2013, 24 (3): 364-375.

4. KELLY YP, PATIL A, WALLIS L, et al. Outcomes of kidney transplantation in Alport syndrome compared with other forms of renal disease. Ren Fail, 2017, 39 (1): 290-293.

第三章

Barth 综合征

【概述】

Barth 综合征(Barth syndrome,BTHS)是一种由 *TAZ* 基因致病突变引发的线粒体肌病,是有机酸尿症的特殊类型,为 X 连锁隐性遗传,多在婴儿期起病,临床表现异质性高,易被漏诊及误诊,婴儿期死亡率较高,是男性胎儿死胎和流产的原因之一。美国发病率为 $1:400\,000$~$1:30\,000$,英国发病率约为 $1:140\,000$,国内仅有少量个案报道。

【病因】

BTHS 呈 X 连锁隐性遗传,致病基因是 *TAZ*,位于 X 染色体 Xq28,包含 11 个外显子,编码 Tafazzin 蛋白。Tafazzin 蛋白是位于线粒体内外膜之间的磷脂 - 溶血磷脂转酰酶,在体内参与多种生化过程,正常情况下可以催化未成熟的心磷脂(cardiolipin,CL)和亚油酸结合重构为成熟的 CL,主要为四亚油酰基心磷脂(tetralinoleoyl-cardiolipin,L4-CL)。*TAZ* 基因突变或功能异常导致 Tafazzin 活性减弱,心磷脂重建障碍,L4-CL 产生减少,中间型的单溶性心磷脂(monolysocardiolipin,MLCL)增加,L4-CL/MLCL 比值降低,导致线粒体超微结构异常及线粒体电子传递链缺陷,从而引起心脏和其他器官

15

损害。

【临床表现】

BTHS 以骨骼肌病、心肌病、身材矮小、粒细胞减少症、不能耐受强运动及 3- 甲基戊烯二酸(3-methylglutaconic acid, 3-MGCA)尿症等为主要临床表现,并存在心律失常和心源性猝死的风险。引起患儿死亡的主要原因是代谢性心肌病所致心力衰竭和中性粒细胞减少继发的严重感染。BTHS 合并的心肌病变最为常见,生命早期即可发病,多在 6 月龄前发病,其可有不同的病理表型,通常以扩张型心肌病、左室心肌致密化不全和心内膜弹力纤维增生症的形式出现,少部分可表现为肥厚型心肌病,也可以同时合并心脏肥厚和扩张。因此,对于男性心肌病患儿,尤其是发病年龄较小且合并左室心肌致密化不全时,应注意 BTHS 的筛查。

【诊断】

1. 临床诊断　BTHS 临床表现多样,特异性较低,心肌病、中性粒细胞减少及尿液 3-MGCA 升高可对本病有提示,但不同患儿之间及同一患儿不同阶段变异性较大。部分患儿无中性粒细胞减少,通过此项进行诊断可能会延误病情。而 3-MGCA 指标特异性较低,在一些其他的先天性代谢病中也可出现升高,部分 BTHS 患儿 3-MGCA 水平也仅轻度升高甚至正常,故并不可靠。高效液相色谱 - 质谱法测量肌肉组织、皮肤成纤维细胞或外周血中的 L4-CL/MLCL 比值降低是诊断 BTHS 的有效方法之一,但目前仅在国外少数实验室获得应用。

2. 基因诊断　TAZ 基因检测存在致病性突变,目前发现的 TAZ 基因突变超过 161 种。

【治疗】

1. 一般处理　预防感染,保证营养,加强家庭宣教,增强父母和患儿对抗疾病的信心,接受遗传学咨询。

2. 对症处理　目前没有治愈 BTHS 的方法。积极治疗感染,对于中性粒细胞明显降低的患儿,必要时可予皮下注射粒细胞集落刺激因子进行治疗;对于合并心肌病症状的患儿,给予常规的药物治疗控制症状并尽量提高心功能;对于严重或难治性心力衰竭,必要时需要进行心脏移植。

病例 3

1. 病情简介　患儿,男,10 岁 3 个月,以"反复中性粒细胞减少 6 年"为主要表现于 2017 年 9 月 27 日就诊。患儿 6 年前上呼吸道感染后发现中性粒细胞计数下降,之后持续观察,提示中性粒细胞间断下降,最低时至 0.01×10^9/L,感染好转后可自行恢复正常值。平时体质差,易患上呼吸道感染,近 2 年体质较前好转。8 月龄患川崎病;4~5 年前曾患传染性单核细胞增多症。对螨虫、花粉过敏。曾有反复口腔溃疡病史。

2. 体格检查　神志清,精神可,颈部可扪及 4~5 枚蚕豆大小肿大淋巴结,表面光滑,无触痛。心、肺、腹、脊柱四肢、神经系统查体未见明显异常。

3. 辅助检查　心脏超声正常。24 小时动态心电图正常。

4. 遗传学监测　基因检测结果显示该患儿 TAZ 基因发生 c.720delG(p.K241Sfs*26)半合子变异,经 Sanger 家系验证,患儿母亲未携带该变异位点,故该变异为新发变异,但不排除生殖细胞嵌合的可能。该变异未见文献及相关数据库报道。依据 ACMG 评级指南,该变异为致病性变异。

5. 治疗经过　患儿完善检查后回家随诊,一般情况可,生长发育同正常同龄儿。

病例 4

1. 病情简介　患儿,男,1 岁 4 个月,8 个月前因"呼吸道感染"就诊,心脏超声提示心内膜增厚、回声增强,室间隔及左室壁运动搏幅普遍降低,左室明显扩大,左室射血分数(left ventricular ejection fraction,LVEF)值为 24%。当地医院考虑为心内膜弹力纤维增生症,静注人免疫球蛋白 2g/(kg·次),共 5 次,予口服地高辛、泼尼松、卡托普利、螺内酯治疗 8 月,其间复查心脏超声无明显变化。患儿平素生长发育较同龄儿童落后,活动量下降,易患呼吸道感染,无类似家族史。

2. 体格检查　体温 36.6℃,呼吸 38 次/min,脉搏 150 次/min,血压 84/52mmHg,体重 6.5kg。神志清楚,精神欠佳,面色红润,无脱水貌,皮肤弹性可。全身浅表淋巴结无肿大。咽部稍充血,双肺呼吸音粗,可闻及痰鸣音及少许湿啰音。心界向左扩大,心率 150 次/min,律齐,心音有力,各瓣膜听诊区未闻及杂音。腹软,稍膨隆,无压痛,肝肋下 3.0cm,脾肋下未及。肢体末梢欠暖,双足轻度水肿,毛细血管充盈时间约 3 秒。神经系统查体未见明显异常。

3. 实验室检查　白细胞计数 6.93×10^9/L、中性粒细胞计数 0.9×10^9/L、中性粒细胞百分率 12.7%、淋巴细胞百分率 63.9%、红细胞计数 5.02×10^{12}/L、血红蛋白 129.0g/L、血小板计数 521×10^9/L。高敏肌钙蛋白 T 22.8pg/ml,肌酸激酶(CK) 66.1U/L,肌酸激酶同工酶(CK-MB) 44.1U/L;肝肾功能及血糖正常。尿液有机酸检测示 3-MGCA、3-MGCA 含量升高。血氨基酸含量未见明显异常。血氨 178.00μmol/L,血浆乳酸测定 9.70mmol/L。

4. 辅助检查

（1）多次心电图提示：左心室肥厚，ST-T 改变。

（2）心脏彩超提示：心内膜弹力纤维增生症。治疗后复查：心内膜增厚，回声增强；冠状动脉左主干内径增宽；室间隔及左室侧壁增厚，微量心包积液（图 3-1）。

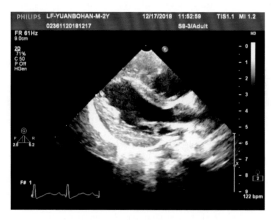

图 3-1　Barth 综合征患儿心脏彩超

5. 遗传学检测　基因检测发现患儿携带 *TAZ* 基因 c.646+1G>A 半合子变异，经 Sanger 验证，该变异遗传自母亲。c.646+1G>A 变异未见文献报道；该变异位于经典的 ±1 剪切位点区域，属于功能丧失型变异，该变异未在人类外显子组聚集联盟（exome aggregation consortium，ExAC）等正常人群数据库中检出。根据现有证据，依据 ACMG 指南，该变异定义为疑似致病性变异。患儿诊断为 Barth 综合征。

6. 治疗经过　口服泼尼松 2.5mg，2 次 /d；地高辛口服液 0.6ml（0.03mg），每 12 小时 1 次；氢氯噻嗪 6.25mg，2 次 /d；螺内酯 5mg，2 次 /d；辅酶 Q_{10}，10mg，2 次 /d；卡托普利 3.125mg，

2 次 /d,逐渐加量至 6.25mg,3 次 /d。患儿目前在随访中。

(李小青 周 扬 李 环 杨 颖)

参考文献

1. STEWARD CG, NEWBURY-ECOB RA, HASTINGS R, et al. Barth syndrome: an X-linked cause of fetal cardiomyopathy and stillbirth. Prenat Diagn, 2010, 30 (10): 970-976.

2. ZAPALA B, PLATEK T, WYBRANSKA I. A novel TAZ gene mutation and mosaicism in a Polish family with Barth syndrome. Ann Hum Genet, 2015, 79 (3): 218-224.

3. BARTH PG, SCHOLTE HR, BERDEN JA, et al. An X-linked mitochondrial disease affecting cardiac muscle, skeletal muscle and neutrophil leucocytes. J Neurol Sci, 1983, 62 (1-3): 327-355.

4. SCHMIDT MR, BIRKEBAEK N, GONZALEZ I, et al. Barth syndrome without 3-methylglutaconic aciduria. Acta Paediatr, 2004, 93 (3): 419-421.

5. HOUTKOOPER RH, RODENBURG RJ, THIELS C, et al. Cardiolipin and monolysocardiolipin analysis in fibroblasts, lymphocytes, and tissues using high-performance liquid chromatography-mass spectrometry as a diagnostic test for Barth syndrome. Anal Biochem, 2009, 387 (2): 230-237.

6. SINGH HR, YANG Z, SIDDIQUI S, et al. A novel Alu-mediated Xq28 microdeletion ablates TAZ and partially deletes DNL1L in a patient with Barth syndrome. Am J Med Genet A, 2009, 149A (5): 1082-1085.

7. 周扬 , 李小青 , 张李钰 , 等 . Barth 综合征 1 例 . 世界最新医学信息文摘 , 2018, 28: 207.

第四章

Prader-Willi 综合征

【概述】

Prader-Willi 综合征（Prader-Willi syndrome，PWS）是一种由特定基因功能丧失而导致的遗传性疾病，以身材矮小、早期低体重、肌张力低下、精神发育迟缓、行为异常、特征性外貌、食欲过盛和进行性肥胖为特征，并伴有体内的多种内分泌异常，如性腺功能减退、生长激素/胰岛素样生长因子Ⅰ轴功能障碍、甲状腺功能减退、中枢肾上腺皮质功能不全等。据统计，PWS 的发病率为 1∶10 000~1∶30 000，目前国内尚缺乏 PWS 发病率的调查数据。

【病因】

与 PWS 相关的基因包括 *HERC2*（15q13.1），*IPW*（15q11.2），*MAGEL2*（15q11.2），*MKRN3*（15q11.2），*MKRN3-AS1*（15q11-q13），*NDN*（15q11.2），*NPAP1*（15q11.2），*PWAR1*（15q11.2），*PWRN1*（15q11.2），*SNORD115-1*（15q11.2），*SNORD116-1*（15q11.2），*SNRPN*（15q11.2）。由于印记现象，母系遗传的位于 15q11 的基因常处于失活状态，正常发育依赖于父系遗传基因。而 PWS 患者主要存在三种分子类型：75% 为父源缺失（del15q11-13）、24% 为母源 15 号染色体单亲二体（uniparental disomy，UPD）、

1% 为印记缺陷。99% PWS 患者的核小核糖核蛋白相关多肽 N 甲基化分析异常。

【临床表现】

PWS 患者的临床表现涉及全身多个脏器系统,PWS 是一种谱系障碍,症状从轻微到严重不等,可能在人的一生中不断变化。

1. 胎儿期　可能会出现胎动减少、胎龄小、羊水过多、胎位异常等非特异性的症状。妊娠晚期超声检查可能显示胎儿手脚位置异常、手腕弯曲、足背伸展、脚趾弯曲。

2. 婴儿期　新生儿肌张力低下是该病的特征之一,深度低张力可导致窒息。患儿往往喂养困难,并由此导致早期生长迟缓。其他常见的特征包括哭声弱和生殖器发育不全,如隐睾、阴囊发育不全或阴蒂发育不全。30%~50% 的患者存在皮肤、虹膜和头发色素沉着。

3. 幼儿和儿童期　可出现运动里程碑延迟。一岁以后的儿童,如果不限制进食,会出现进食过多的症状,并逐渐发展为肥胖。身材矮小通常出现在儿童时期,大多数患者不能实现青春期快速生长。大多数 PWS 患者存在生长激素(growth hormone,GH)缺乏,其他还包括嗜睡、斜视、身体协调能力差、隐睾等症状。

4. 青春期　PWS 患儿的阴毛和腋毛可能会过早出现,但其他第二性征通常会延迟或不完全出现。睾丸下降发生在青少年时期。月经初潮往往推迟。肥胖的其他并发症(如睡眠呼吸暂停、肺源性心脏病、2 型糖尿病和动脉粥样硬化)、性腺功能减退(骨质疏松症)和行为问题是青少年和成人 PWS 患者的常见问题。25% 的 PWS 患者伴有癫痫。据报道,PWS 患者脊柱侧弯患病率为 37%,其中 13% 的患者需要辅具治疗或手术。

5. 成年期　主要表现为不孕症、性功能减退，肥胖及其相关并发症，包括心血管疾病、2 型糖尿病和睡眠呼吸暂停。

年龄较大的儿童、青少年和成年人的常见临床特征是食欲旺盛，如果不限制饮食就会导致肥胖、认知能力下降和性腺功能减退。与遗传背景相关的矮小通常在儿童时期或青春期表现明显。

此外，行为问题和学习困难在 PWS 患者中很常见。年幼的孩子会表现为脾气暴躁、固执和强迫性行为，成年人会出现各种各样的精神症状或障碍。患者常伴有轻至中度的认知障碍。

【诊断】

1. 分子诊断标准　疑诊为 PWS 的患者可选择的分子诊断方法包括多重连接探针扩增技术（multiplex ligation-dependent probe amplification，MLPA）和甲基化检查、荧光原位杂交（fluorescence in situ hybridization，FISH）、短串联重复序列（short tandem repeat，STR）等。DNA 甲基化分析是唯一一种能够确诊三种分子类型 PWS 的方法，并且能够在缺失的情况下区分 PWS 和天使人综合征（angelman syndrome，AS）。因此，推荐使用甲基化 MLPA（MS-MLPA）进行分子诊断，并进行精确的疾病分型。

2. 临床诊断标准　PWS 临床评分标准包括 6 条主要标准（1 分 / 项）、11 条次要标准（0.5 分 / 项）和 8 条支持证据。对于 3 岁以下的儿童，若总评分达到 5 分（其中 4 分来自主要标准）即可诊断；而 3 岁以上的儿童及成人总评分达到 8 分（至少 5 分来自主要标准）即可诊断（表 4-1）。

表 4-1　Prader-Willi 综合征临床评分标准

标准	内容
主要标准 （1 分 / 项）	①新生儿和婴儿肌张力过低、吸吮力差 ②婴儿期出现喂养问题 ③婴儿期后（1~6 岁）体重过度增加，多食 ④典型的面部特征：婴儿期头颅长、窄脸、杏仁眼、小嘴、薄上唇、嘴角向下（≥3 种） ⑤性腺功能减退症：外生殖器小、青春期发育延迟或发育不良、青春期性征发育延迟 ⑥整体发育迟缓、轻到中度智力障碍
次要标准 （0.5 分 / 项）	①胎动减少，婴儿期少动、嗜睡 ②典型的行为问题：强迫性行为、情感爆发和易怒等 ③睡眠障碍或睡眠呼吸暂停 ④身材矮小（非家族遗传） ⑤色素沉着减少（与家庭成员相比） ⑥小手和 / 或小足 ⑦手掌狭窄且尺侧缘平直 ⑧眼睛异常（内斜视、近视） ⑨唾液黏稠伴嘴角结壳 ⑩言语发音缺陷 ⑪自我皮肤损伤（抠、抓、挠等）

　　建议对有明显肌张力低下的新生儿进行 PWS 检查。PWS 的早期诊断有助于早期干预和生长激素的早期治疗。

【治疗】

　　1. 饮食、行为和营养管理　不同年龄阶段的儿童营养管理侧重点不同，需要在营养师的指导下进行营养目标管理。对于婴幼儿期有肌张力低下及喂养困难的患儿，应请营养科医生指导，设定合理的热量摄入目标，以及规划合理的蛋白质和营养素摄入方案。对于吸吮无力者，可考虑予鼻饲、胃造口术或胃底折叠术。对于年长儿，需严格管理食物摄入，这是

PWS 患者控制肥胖的基础。没有任何药物被证明对控制食欲和暴饮暴食有帮助，精神类药物常被用于控制行为。鉴于针对 PWS 患者手术治疗的有效性和安全性有待进一步评估，目前不常规推荐 PWS 患者进行减肥手术。除非患儿具有特定疾病背景，常规治疗失败，有危及生命的风险时可考虑手术治疗。

2. 性腺发育不良及青春期发育问题的处理　男性 PWS 性腺功能减退患儿在生后早期（小于 6 月龄）通过人绒毛膜促性腺激素（human chorionic gonadotropin, hCG）或睾酮治疗可以促进阴囊发育、改善阴茎大小，并有可能使睾丸降至稳定的阴囊位置，从而避免睾丸固定术。手术治疗隐睾合适的时机为 2 岁以内。PWS 患儿常需要接受性激素替代治疗以诱导、促进或维持青春期发育。性激素替代治疗还能促进骨骼正常发育，使肌肉量增加，并可能具有促进患儿性生理发展正常化的作用，但这方面也存在巨大的争议。PWS 患儿的性早熟往往不是持续性的，一般不建议使用促性腺激素释放激素激动剂（gonadotropin releasing hormone agonist, GnRH-agonist）治疗。

3. 生长激素（GH）治疗　在没有禁忌证的情况下，建议所有存在身材矮小的 PWS 儿童和青少年使用生长激素治疗，禁忌证包括严重肥胖、严重睡眠呼吸暂停或呼吸衰竭，存在这些禁忌证的患者死亡风险可能增加。在生长激素治疗的头几个月应密切监测患儿呼吸阻塞的进展。生长激素治疗的最佳时间尚未确定，通常认为初始治疗应在婴幼儿早期（≤2 岁）、肥胖发生前。有研究表明，生后 3~6 月龄开始接受人重组生长激素（recombination human growth hormone, rhGH）治疗还能改善 PWS 患儿后期的精神运动发育，且症状改善在治疗的头 12 个月最为迅速。如果无明显 GH 使用禁忌证，应在 2 岁之前就开始 rhGH 治疗,以帮助肌肉组织发育、改善肌力,提高患儿的摄食能力并及时纠正多种代谢紊乱。

4. 其他治疗　若 PWS 患者存在其他内分泌问题,如 2 型糖尿病、甲状腺功能减退等疾病,应进行针对性的治疗。PWS 患儿可发生下丘脑 - 垂体 - 肾上腺轴功能紊乱(中枢性肾上腺皮质功能低下,central adrenal insufficiency,CAI),建议有提示性临床症状的 PWS 患者,在发生中重度应激事件时,考虑给予氢化可的松替代治疗。此外,对于存在行为问题的 PWS 患者还可给予物理治疗、心理行为治疗等。

病例 5

1. 病情简介　患儿,男,3 岁 10 个月,因肥胖、语言发育迟缓就诊,系第 1 胎第 1 产,42 周剖宫产,出生体重 3 100g,父母体健,无特殊家族史,母孕期正常,既往体质一般,无特殊疾病史。运动发育较同龄儿童迟缓,5 月龄竖头,1 岁能独坐,1 岁 8 个月可独走,语言发育迟缓,现 3 岁 10 个月,只能说个别单词,仍不能说句子,理解力差,反应慢,出生后发现喂养困难,体重增长不佳,1 岁以后喂养情况改善,食欲旺盛,体格发育快速追赶,并出现明显的肥胖。

2. 体格检查　身高 95cm(P_3),体重 22kg($>P_{99}$),头围 50cm($P_{50}\sim P_{75}$),BMI 24.4kg/m^2($>P_{99}$),重度肥胖,手足明显较同龄儿小,毛发分布正常,皮肤黏膜淋巴结未发现明显异常,出牙 20 颗,眼、耳、鼻未发现明显外观异常。胸部脂肪堆积,双肺呼吸音清晰,心音有力,心前区未闻及心脏杂音,腹平软,肝脾肋下未触及,脊柱未见异常,四肢肌力及肌张力基本正常。双侧睾丸正常,阴茎短小,隐藏阴茎。双侧腱反射正常,双侧巴宾斯基征阴性。诊室内表情正常,目光对视正常,能听懂指令并配合查体。

3. 实验室检查　肝功能：谷氨酰胺转肽酶（GGT）30U/L；肾功能：尿酸（UA）430mmol/L；空腹血糖（GLU）4.01mmol/L；血脂：总胆固醇（CHO）6.01mmol/L，低密度脂蛋白（LDL-C）3.37mmol/L；性激素：黄体生成素（LH）0.05mIU/ml，卵泡刺激素（FSH）0.12mIU/ml，雌二醇：正常；甲状腺功能：总 T_3 1.09ng/ml；皮质醇：正常；促肾上腺皮质激素：正常。

4. 辅助检查

（1）腹部彩超：肝、胆、胰、脾、双肾、双侧输尿管未见明显异常。

（2）心电图：正常心电图。

（3）格塞尔发展测验（Gesell Development Test）：粗动作 65 分，精细动作 52 分，应物能 52 分，言语能 30 分，应人能 58 分。

（4）头颅磁共振扫描：未发现明显异常。

5. 遗传学检测　甲基化特异性的多重连接依赖的探针扩增（MS-MLPA）检测到受检者染色体 15q11.2~q13 区域存在大片段缺失，且存在异常甲基化（100%）。

6. 治疗经过　建议内分泌科进行生长激素治疗，营养科进行饮食管理指导，低脂低糖饮食，保持每日 1 小时有氧运动，进行认知语言康复训练，对家长进行疾病教育，指导养育方式。每半年定期进行全面健康检查，监测各项身体指标，及时处理并发症。

（张　婕）

参考文献

1. 李海霞，刘克战 . Prader-Willi 综合征 11 例新生儿临床诊治及随访分析 . 中华新生儿科杂志，2018, 33 (4): 283-286.

2. MUSCOGIURI G, FORMOSO G, PUGLIESE G, et al. Prader-Willi syndrome: An uptodate on endocrine and metabolic complications. Rev Endocr Metab Disord, 2019, 20 (2): 239-250.

3. CRINÒ A, FINTINI D, BOCCHINI S, et al. Obesity management in Prader-Willisyndrome: current perspectives. Diabetes Metab SyndrObes, 2018, 11: 579-593.

4. LU W, QI Y, CUI B, et al. Clinical and genetic features of Prader-Willi syndrome in China. Eur J Pediatr, 2014, 173 (1): 81-86.

5. SANTORO SL, HASHIMOTO S, MCKINNEY A, et al. Assessing the clinical utility of snp microarray for Prader-Willi syndrome due to uniparental disomy. Cytogenet Genome Res, 2017, 152 (2): 105-109.

6. 罗小平, 金圣娟. Prader-Willi 综合征的早期诊断和干预. 中国儿童保健杂志, 2018, 26 (11): 1161-1163.

7. 中华医学会儿科学分会内分泌遗传代谢学组,《中华儿科杂志》编辑委员会. 中国 Prader-Willi 综合征诊治专家共识 (2015). 中华儿科杂志, 2015, 53 (6): 419-424.

第五章

Silver-Russell 综合征

【概述】

Silver-Russell 综合征（Silver-Russell syndrome，SRS）又称 Russell-Silver 综合征（Russell-Silver syndrome，RSS），是一类以子宫内发育迟缓、出生后生长迟缓、特殊面容、两侧肢体不对称、先天性小指侧弯及其他较不恒定的症状为临床特征的疾病。已经报道的发生率差异较大，欧美国家新生儿的发生率为 1:100 000~1:50 000，国内目前无相关流行病学资料。

【病因】

Silver-Russell 综合征主要由染色体 11p15.5 区域及 7 号染色体母源或父源印记基因表达缺陷所致。38%~60% 的患者是由染色体 11p15.5 区缺陷导致，其中父源 11p15.5 上印记调控区域（imprinting control region，ICR）1 的低甲基化是该病的主要原因（占 35%~50%），部分病例存在母源染色体 11p15.5 重复及母源染色体 11p15 的单亲二体性；7%~10% 的患者为母源 7 号染色体的单亲二体；还有 1% 的患者是由 7 号和 11 号染色体显微结构的异常导致；部分病例还存在嵌合体、17q24 部分缺失、CDKN1C 区（ICR2）突变、UPD（6、16、20）mat 等致病的现象，另外还有部分原因不明。

【临床表现】

SRS 临床主要表现为宫内及生后生长迟缓、严重身材矮小和显著体瘦、特征性面容、双侧肢体不对称、先天性小指侧弯。特征性面容包括倒三角形脸、方颅/前额突出、下颌小而尖、牙列不齐、高腭咽弓、薄嘴唇、口角下垂、前囟晚闭合、招风耳等；其他表现包括喂养困难、新生儿低血糖、抽搐、生殖器异常（如隐睾、尿道下裂），骨龄落后，咖啡牛奶斑、多指并指等。SRS 患儿一般智力正常，少数患儿可有运动认知发育落后及学习障碍。另有文献报道骨骼的不对称随年龄的增长逐渐减轻，成人 SRS 患者的面部特征不典型。

【诊断】

1. 基因诊断标准　主要为染色体 11p15.5 区域及 7 号染色体母源或父源印记基因表达缺陷，部分病例还存在嵌合体、17q24 部分缺失、CDKN1C 区（ICR 2）突变、UPD（6、16、20）mat 等致病的现象。

2. 临床诊断标准　SRS 临床表现差异性很大，生化指标大致正常，诊断主要靠临床经验，缺少敏感、特异、统一的临床诊断标准。目前，SRS 主要有以下三个诊断标准，应联合各标准进行综合评定以提高诊断的准确性。

（1）Price 标准：为经典的 SRS 诊断标准，满足以下 5 条中的 3 条：①出生体重低于平均数 2 个标准差；②身高处于同年龄、同性别正常健康儿童体格生长量表的 P_3 以下；③典型的颅面畸形；④肢体不对称；⑤先天性指侧弯。

（2）Netchine 标准：为目前常用的诊断标准，必要条件为小于胎龄儿（small for gestational age infant，SGA）外加满足以下 5 条中的 3 条：①前额突出（3 岁以前）；②相对大头畸形；

③生后生长受限；④肢体不对称；⑤喂养困难和 / 或体重指数 $-2SDS$。

（3）Baaholdi 标准：为评分法标准：①出生时指标：体重 $<P_{10}$，1 分；身长 $<P_{10}$，1 分；头颅相对偏大，1 分。②生后成长状况：无追赶性生长，身高 $<P_3$，1 分；正常头围，枕额径在 P_3~P_{97} 之间，1 分；认知发育正常，1 分。③不对称性：面部 / 躯干 / 四肢，3 分。④面部特征：倒三角形脸，1 分；高前额 / 方颅，1 分；其他如小下颌、薄嘴唇、口角下垂、前囟晚闭合，1 分。⑤其他特征：小指内侧弯曲，1 分；生殖器异常（如隐睾、尿道下裂），1 分；其他如中节指节缩短，并指，腹股沟疝，色素改变—牛奶咖啡斑，1 分。按 5 大类特征出现频率计分（最高积分 15 分），≥8 分诊断为 SRS。

部分 SRS 患儿并无典型的临床表现，因此除有典型 SRS 表现且符合诊断标准的患者外，一些有 SRS 样表现，如轻度宫内生长受限和出生后生长受限伴方颅、倒三角形脸，或仅有肢体不对称临床表现的患儿也推荐检测已知的突变，阳性结果有助于提高对本病诊断的敏感性及准确性。

【治疗】

主要是对症治疗。SRS 患者很少有自发的生长追赶，身材矮小程度较重，与生长激素缺乏症和特发性矮小症的患者身高落后与骨龄落后一致的特点不同，SRS 患者身高落后较骨龄落后更明显。多个研究显示，SRS 患者使用生长激素可有身高的改善，且疗效与治疗开始时的年龄及身高、出生时的身高、治疗第一年后的疗效、母亲的身高等多个因素相关。但与其他小于胎龄儿相比，SRS 患儿使用生长激素治疗的疗效较差。

病例6

1. 病情简介　患儿,男,2岁3个月,系第2胎第1产,足月,因脐绕颈、胎位不正行剖宫产,无窒息史,出生体重1 800g,出生身长40cm。生后曾因喂养困难、体重不增、低血糖于消化科住院2次,对症处理好转后出院,出院后患儿仍有食纳差、体重增长缓慢表现。体格发育一直落后于同年龄同性别的儿童,智力正常。5个月前因发热、呕吐、低血糖(入院前2.5mmol/L)就诊。

2. 体格检查　体重7.5kg,身高73cm。身材匀称,头围47cm,前囟未闭,约0.3cm×1.8cm,平软。特殊面容(图5-1):前额突,相对头大,脸小呈倒三角形,招风耳,腭咽弓高,胸部无畸形,乳房发育Ⅰ期(Tanner标准),双肺呼吸音粗,未闻及干湿啰音,心脏听诊未见异常。外生殖器未见畸形:阴茎长3.5cm,双侧睾丸约0.5ml。右下肢较左下肢稍粗、稍长;大腿围:左侧20cm,右侧21cm;小腿围:左侧13.6cm,右侧14.6cm;双下肢不等长,左侧约38cm,右侧约39cm。第5小指向内弯曲。

3. 实验室检查　甲状腺功能、性激素、肝肾功能、心肌酶、电解质等未见异常。超敏C反应蛋白升高;血氨基酸肉碱分析:3-羟基丁酸、乙酰乙酸升高,提示酮症;尿有机酸分析未见明显异常。

4. 辅助检查　头颅CT扫描未见明显异常。胸部X线检查提示支气管炎。

5. 遗传学检测　行Silver-Russell综合征MS-MLPA检测发现受检者染色体11p15.5区域存在父源印记区域(ICR1)异常甲基化。诊断为Silver-Russell综合征。

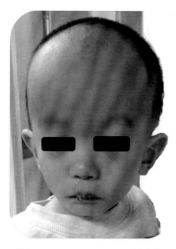

图 5-1　Silver-Russell 综合征
患儿的特殊面容

6. 治疗经过　给予抗感染、补液、营养支持等对症治疗后进食好转,监测血糖波动于 3.9~9.7mmol/L。嘱 6 个月后复查,并定期内分泌门诊随诊,必要时生长激素治疗。

（汪治华　荀泽丽）

参考文献

1. EGGERMANN T, PEREZ DE NANCLARES G, MAHER ER, et al. Imprinting disorders: a group of congenital disorders with overlapping patterns of molecular changes affecting imprinted loci. Clin Epigenetics, 2015, 7 (1): 1-18.

2. NAKASHIMA S, KATO F, KOSHO T, et al. Silver-Russell syndrome without body asymmetry in three patients with duplications of maternally derived chromosome 11p15 involving CDKN1C. J HumGenet, 2015, 60 (2): 91-95.

3. 夏超然, 杨永臣, 许无恨, 等. Russell-Silver 综合征 11p15. 5 区域遗

传缺陷分析 . 临床儿科杂志 , 2018, 36 (3): 210-215.

4. 黄书越 , 巩纯秀 , 赵旸 , 等 . 35 例 Silver-Russell 综合征临床特点分析总结 . 中华内分泌代谢杂志 , 2014, 30 (2): 119-122.

5. WOLLMANN HA, RANKE MB. Patients with Silver-Russell-Syndrome from birth to adulthood: diagnosis, development and medical care. Pediatr Endocrinol Rev, 2017, 15 (Suppl 1): 85-91.

第六章

布鲁顿无丙种球蛋白血症

【概述】

布鲁顿无丙种球蛋白血症(Bruton's agammaglobulinemia)，又称 X 连锁无丙种球蛋白血症(X-linked agammaglobulinemia，XLA)，系 X 染色体隐性遗传性疾病。1952 年，由英国海军医生 Bruton 最早报道，占儿童原发性免疫缺陷病(primary immunodeficiency disease，PID) 的 6%~11%，延迟诊断和治疗将严重影响患儿的生活质量及生长发育。目前国内尚无准确发病率统计，国外报道的发病率差异较大，波动为 1∶200 000~1∶100 000，据推算，国内至少有 4 000 余例患儿。

【病因】

XLA 由编码 Bruton 酪氨酸激酶(Bruton's tyrosine kinase，BTK) 的基因 *BTK* 突变导致 B 细胞发育障碍，属于抗体缺陷为主的 PID，占先天性无丙种球蛋白血症的 80%~90%。*BTK* 编码的蛋白属于酪氨酸激酶家族，基因位于 X 染色体 q21.3~22，全长 37.5kb，含有 19 个外显子，除外第 1 个外显子，其余编码 *BTK* 蛋白的 659 个氨基酸，包括 5 个结构区段，从 N 末端起依次为 PH 区(pleckstrinhomology)、TH 区(techomology)、SH3 区(srchomolgy3)、SH2 区(srchomolgy2)

及 TK 区(tyrosine kinase)，*BTK* 基因任何结构区段发生致病突变可能导致其功能障碍，使成熟 B 细胞减少。已报道的基因突变类型超过 930 种，包括错义、无义、插入、缺失和剪接位点突变等，其中以错义突变最多见。

【临床表现】

1. 发病年龄　相比于其他类型的免疫缺陷病，XLA 发病年龄相对较早，一旦母源性抗体从婴儿的血液中消失，患儿将容易出现反复的荚膜细菌感染，故大多数在生后 6 个月至 2 岁发病，也有一些病例成年甚至更晚发病。

2. 呼吸道感染　XLA 患儿的感染往往可累及多个系统，其中以呼吸系统最为常见。大约 90% 的患儿会出现反复呼吸道感染，虽上呼吸道感染较为常见，但下呼吸道感染则比较严重。常见的病原体以流感嗜血杆菌、肺炎链球菌多见，其次是金黄色葡萄球菌和假单胞菌属细菌。呼吸道感染呈现临床表现重，治疗后可缓解，好转后容易反复或易造成脏器功能损害的特点。

3. 消化道感染　仅次于呼吸道感染，其中以腹泻最常见，其次为腹痛、胃肠炎、胃食管反流、胰腺功能不足，以及慢性腹泻伴有内分泌腺疾病等。常见的感染性腹泻病原体以蓝氏贾第鞭毛虫、沙门菌、空肠弯曲菌、革兰氏阴性菌、艰难梭菌、隐孢子虫和肠道病毒等多见。

4. 其他　感染还可累及中枢神经系统、中耳、鼻窦等隐匿部位，常伴有营养不良、贫血、中性粒细胞减少、血小板减少、幼年特发性关节炎、自身免疫性疾病、生长激素缺乏症及甲状腺激素紊乱等。

【诊断】

1. 临床拟诊依据　①男性；②反复感染，包括呼吸道、消化道、皮肤、中耳炎及其他部位深部感染,抗生素治疗效果欠佳;③伴或不伴有自身免疫性疾病;④伴或不伴有母系家族中有类似疾病表现的男性。

2. 免疫学检查　①外周血各类免疫球蛋白检测显示IgG<2g/L;②流式细胞检测外周成熟 B 淋巴细胞缺如或其比例明显降低<2%。

3. 基因或母系家族男性检测　①Btk 基因检测;②中性粒细胞或单核细胞缺乏 Btk mRNA;③单核细胞或血小板缺乏 Btk 蛋白表达;④母系的表兄、舅舅或侄子 CD19$^+$B 淋巴细胞比例<2%。

XLA 实验室诊断标准采用的是 1999 年泛美免疫缺陷工作组(Pan-American Group for Immunodeficiency,PAGID)和欧洲免疫缺陷学会(European Society for Immunodeficiencies,ESID)制定的标准,具体如下:

(1)明确诊断:男性患儿 CD19$^+$B 淋巴细胞比例<2%,满足基因或母系家族男性检测中任意 1 项。

(2)疑似诊断:男性患儿 CD19$^+$B 淋巴细胞比例<2%,并符合以下全部标准:①出生 5 年内表现为反复细菌感染;②血清 IgG、IgA 和 IgM 水平低于相应年龄 -2SDS;③缺乏同族血凝素和 / 或对疫苗应答反应差;④排除其他可导致低丙种球蛋白血症的原因。

(3)可能诊断:男性患儿 CD19$^+$B 淋巴细胞比例<2%,排除其他可导致低丙种球蛋白血症的原因,并符合以下至少 1 项:①出生 5 年内表现为反复细菌感染;②血清 IgG、IgA 和 IgM 水平低于相应年龄 -2SDS;③缺乏同族血凝素。

【治疗】

1. 一般治疗　合理饮食,预防感染,加强身体锻炼。

2. 急性感染期治疗　急性感染期需积极联合抗感染治疗,尽可能地达到病原抗菌谱的全覆盖,才能有效控制感染,降低病死率。

3. 替代治疗　静脉免疫球蛋白(intravenous immune globulin,IVIG)替代治疗是目前国内首选的治疗方案,可显著提升患儿血清 IgG 水平,控制大多数患儿的严重感染症状,减少感染频次。国内主张每 3~4 周输注 1 次 IVIG 400~600mg/kg。尽管大多数患者 IgG 谷浓度维持在 5~7g/L 可明显控制症状,但仍有部分患儿需要更高水平的 IgG 谷浓度才能受益,治疗期间需长期随访患儿状况,并监测其 IgG 水平,从而做出治疗剂量和用药间隔的个体化调整,减少感染的发生,以提高患儿的生存质量。

4. 免疫重建　国内外提出通过异基因骨髓移植、脐血干细胞移植、造血干细胞移植等途径根治儿童原发性免疫缺陷病。迄今为止研究显示,在缺乏全相合同胞供体(matched sibling donor,MSD)的情况下,其他来源的免疫重建效果并不优于替代治疗,且移植后出现中枢神经系统并发症较高。实际临床中需权衡利弊,减少移植相关的并发症,以达到更好的预后及生存率。

病例 7

1. 病情简介　患儿,男性,5 岁,因"发热 6 天,咳嗽伴胸痛 4 天"入院。平素易鼻塞、流涕,当地曾诊断鼻窦炎、中耳炎。约 3 岁后易反复患呼吸道感染,其间分别因"右侧大叶性肺炎""睾丸鞘膜积液"住院治疗。

2. 实验室检查　降钙素原 0.18ng/L,超敏 C 反应蛋白 >5mg/L,C 反应蛋白 31.80mg/L。肺炎支原体、呼吸道病毒、肠道病毒、单纯疱疹病毒及 EB 病毒检测均阴性。血培养提示铜绿假单胞菌。免疫功能检查显示 IgG 0.33g/L、IgM 0.04g/L、IgA 0.07g/L，B 淋巴细胞比例 0%。

3. 辅助检查　胸部 CT 检查提示左侧大量胸腔积液并左肺下叶不张及炎症，右侧胸膜反应。支气管镜检查，肺泡灌洗液可见中等量革兰氏阳性球菌。

4. 入院诊断　①大叶性肺炎（左肺）并左侧胸腔积液并左肺下叶肺不张；② XLA；③中度贫血（混合性）。

5. 遗传学检测　基因检查结果显示患儿的 Btk 基因发生了 c.1202_1203insA（p.D401Efs*39）半合子变异，该变异未见相关文献及数据库报道。因母亲拒绝行基因检测，故该变异来源未知。依据 ACMG 评级指南，该变异为疑似致病性变异。

6. 治疗经过　给予阿奇霉素联合头孢甲肟抗感染，治疗效果不佳。支气管镜检查及血培养后抗生素调整为头孢吡肟，仍反复发热，换用美罗培南抗感染。基因检测确诊后给予 IVIG 替代治疗，400~500mg/kg，1 次 / 月，目前仍在随访中，生活质量较规范治疗前显著提高。

（李小青　李 瑛）

参考文献

1. BRUTON OC. Agammaglobulinemia (congenital absence of gamma globulin): reportof a case. Med Ann Dist Columbia, 1953, 22 (12): 648-650.

2. CHEN XF, WANG WF, ZHANG YD, et al. Clinical characteristics and genetic profiles of 174 patients with X-linked agammaglobulinemia: Report from Shanghai, China (2000-2015). Medicine (Baltimore), 2016,

95 (32): e4544.

3. BROIDES A, NAHUM A, MANDOLA AB, et al. Incidence of typically severe primary immunodeficiency diseases in consanguineous and nonconsanguineous populations. J Clin Immunol, 2017, 37 (3): 295-300.

4. 张晓敏, 李虹, 李强, 等. 六例 X 连锁无丙种球蛋白血症患儿 BTK 基因突变检测及临床分析. 中华医学遗传学杂志, 2014, 31 (1): 29-33.

5. BEHNIAFARD N, AGHAMOHAMMADI A, ABOLHASSANI H, et al. Autoimmunity in X-linked agammaglobulinemia: Kawasaki disease and review ofthe literature. Expert Rev Clin Immunol, 2012, 8 (2): 155-159.

6. 殷勇, 袁姝华. 儿童 X- 连锁无丙种球蛋白血症. 中华实用儿科临床杂志, 2018, 33 (4): 288-291.

7. HERNANDEZ-TRUJILLO VP, SCALCHUNES C, CUNNINGHAM-RUNDLES C, et al. Autoimmunity and inflammation in X-linked agammaglobulinemia. J Clin Immunol, 2014, 34 (6): 627-632.

8. 中华医学会儿科学分会, 中华儿科杂志编辑委员会. 附件原发性免疫缺陷病的协作网和登记工作. 中华儿科杂志, 1999, 37 (6): 328.

9. CONLEY ME, NOTARANGELO LD, ETZIONI A. Diagnostic criteria for primary immunodeficiencies. Representing PAGID (Pan-American Group for Immunodeficiency) and ESID (European Society for Immunodeficiencies). Clin Immunol, 1999, 93 (3): 190-197.

10. 陈同辛, 王玺. 原发性免疫缺陷病诊断标准. 实用儿科临床杂志, 2006, 21 (9): 573-576.

11. 中华医学会儿科学分会免疫学组, 中华儿科杂志编辑委员会. 原发性免疫缺陷病免疫球蛋白 G 替代治疗专家共识. 中华儿科杂志, 2019, 57 (12): 909-912.

12. 陈丽白, 吴学东. 造血干细胞移植治疗原发性免疫缺陷病. 医学综述, 2015, 12: 2117-2120.

第七章

β- 酮硫解酶缺乏症

【概述】

β - 酮硫解酶缺乏症（β -ketothiolase deficiency，BKD），也称线粒体乙酰乙酰基辅酶 A 硫解酶（T2）缺乏症（mitochondrial acetoacetyl-CoA thiolase［3-oxothiolase］deficiency），是罕见的常染色体隐性遗传病。由 β- 酮硫解酶缺乏导致异亮氨酸代谢障碍和肝外酮体分解减少引起，临床以酮症、代谢性酸中毒和有机酸尿症为主要特征。1971 年，自国外学者首次报道 BKD 的临床表现以来，在世界范围内已报道超过 100 例患者。其发病率为 1：333 000~1：111 000，不同国家和地区存在较大差异。中国发病率为 1：960 600。

【病因】

β- 酮硫解酶在异亮氨酸代谢和酮体分解过程中起重要作用，催化异亮氨酸代谢过程的 2- 甲基 - 乙酰乙酰基辅酶 A 分解为乙酰辅酶 A 和丙酰辅酶 A，并在酮体分解和脂肪酸氧化过程中催化乙酰乙酰辅酶 A 生成乙酰辅酶 A。乙酰辅酶 A 乙酰基转移酶 -1（*ACAT1*）基因突变是 BKD 的病因。当 *ACAT1* 基因突变引起酶活性缺陷时，异亮氨酸的正常分解代谢和肝外酮体利用受到阻滞，导致大量酸性中间代谢产物和酮体积聚在血液和组织中,表现为代谢性酸中毒及酮症。

ACAT1 基因定位于 11q22.3,基因全长约 27kb,包含 12个外显子及 11 个内含子,在其 cDNA 翻译后加工及修饰形成包含 394 个氨基酸的 β-酮硫解酶。自 1971 年第 1 例 BKD患者被报道以来,人类基因突变数据库(human gene mutation database,HGMD)共收录 *ACAT1* 基因 104 种突变,类型包括错义突变、无义突变、剪切突变等;大多数是单个核苷酸变异,也有部分 DNA 片段的缺失及重复报道。

【临床表现】

婴儿及儿童期起病,表现为反复的难治性呕吐及重症酮症酸中毒,伴有萎靡、脱水、呼吸急促、昏迷等临床表现。通常有明确诱因,可在禁食、胃肠道及上呼吸道感染、发热、应激或过量摄入蛋白质后急性起病。常规的实验室检查可见血糖升高或正常,部分出现低血糖,血气分析显示代谢性酸中毒,血氨可以正常或轻度升高,肝肾功能正常,尿酮体阳性。可反复出现酮症及酸中毒,发作间期临床及实验室检查可以表现为正常。约 1/5 的病例出现神经系统的改变,表现为认知障碍、智力发育落后、锥体外系异常及脑卒中的症状,头颅磁共振成像(magnetic resonance imaging,MRI)可发现白质广泛的脱髓鞘,基底节区在 T_2 可见对称性高信号改变。

患者可能在早期无症状,在新生儿期或高危人群中通过血、尿代谢筛查时被诊断。起病年龄、发作频率与预后并无明确关联。发作随年龄增长有减少或停止趋势,多数病例随访发现其生长发育未受影响。反复发作及严重者可导致多器官功能障碍甚至死亡。

【诊断】

1. 基因诊断标准　*ACAT1* 基因检测到致病变异。

2. 临床诊断标准　通常有明确诱因,可在禁食、胃肠道及上呼吸道感染、发热、应激或过量摄入蛋白质后急性起病,临床上有反复发作的难治性呕吐合并酮症酸中毒者要警惕该病。常规检测可见尿酮体阳性,血气分析 pH 降低,部分患者可有血糖明显升高或降低,血氨浓度正常或升高。血常规和肝功能多无明显异常。血串联质谱检测酰基肉碱谱可见血3-羟基戊酰肉碱(C5OH)、3-羟基丁酰肉碱(C4OH)及异戊烯酰肉碱(C5:1)浓度升高;尿气相色谱-质谱检测可见尿 2-甲基-3-羟基丁酸(2M3HB)、甲基巴豆酰甘氨酸(TIG)及 2-甲基乙酰乙酸(2MAA)明显升高;外周血白细胞及成纤维细胞硫解酶活性明显降低。

【治疗】

1. 急性期治疗　应及时给予生理盐水及葡萄糖液静脉输注、碳酸氢钠纠正酸中毒等对症处理;解除发热、感染等诱发因素,静脉输入葡萄糖以减少蛋白质持续分解、保证热量供应,同时补充左卡尼汀促使患者体内蓄积的酸性代谢产物排出。若急性期治疗及时,病情可以快速缓解,患者可以恢复至完全正常。

2. 缓解期治疗　病情缓解后应适当限制蛋白质摄入量,给予高热量、低脂肪饮食,少量多餐,避免饥饿并口服补充左卡尼汀。另有研究报道,胰岛素对 BKD 患者非糖尿病性酮症酸中毒的治疗有确切疗效。

病例 8

1. 病情简介　患儿,男,1 岁 7 个月,因"纳差 3 天,呼吸急促 2 天,抽搐 2 次"入院。患儿此次系初次发病,病程中先有呕吐,随后出现精神差,呼吸急促,抽搐。

2. 体格检查　昏迷状,格拉斯哥昏迷指数(Glasgow coma scale,GCS)评分 6 分,深大呼吸,吸氧下面色及口唇发绀,双侧瞳孔等大等圆,直径约 2mm,对光反射迟钝,心肺腹查体无异常,神经系统查体:病理征阴性。

3. 实验室检查　血气分析:pH 7.219,$PaCO_2$ 18.9mmHg,PaO_2 129.3mmHg,SO_2 98.3%,Na^+ 123.1mmol/L,K^+ 3.55mmol/L,iCa^{2+} 1.10mmol/L,Lac 0.2mmol/L,HCO_3^- 7.8mmol/L,SBC 11.6mmol/L,BE −17.3mmol/L,提示代谢性酸中毒并呼吸性碱中毒(失代偿),低钠血症。尿常规:尿酮体(+++),血氨:109.3μmol/L,CK-MB 增高,考虑为心肌损害。血清各类氨基酸测定提示 C4-OH、C4-OH/C3 升高。

4. 遗传学检测　全外显子组的基因检测结果提示患儿携带父源性 *ACAT1* 基因 c.395C>T(p.A132V)杂合变异及母源性外显子 4-12 del 杂合缺失变异。符合常染色体隐性遗传。c.395C>T(p.A132V)变异未见文献报道,但同一位置碱基发生的其他变异 c.395C>G(p.A132G)为 HGMD 报道的已知变异;外显子 4-12del 变异未见相关文献及数据库报道。根据 ACMG 评级指南,上述两个变异均为临床意义未明变异。结合临床表现故确诊为 β-酮硫解酶缺乏症。

5. 治疗经过　入院后因患儿年龄幼小,在严重酸中毒合并酮症的基础上出现神经系统症状,故考虑代谢性脑病不能排除,予查血清各类氨基酸测定、尿筛及遗传代谢病综合检测,同时给予营养脏器,对症治疗,治疗1周后,患儿精神反应好转,代谢性酸中毒已纠正,血氨降至正常,尿酮阴性,好转出院。指导患儿出院后低蛋白饮食,避免饥饿及感染,后未再发作,现随访中。

(楚建平　王 娟　张 华)

参考文献

1. DAUM RS, LAMM PH, MAMER OA, et al. A "new" disorder of isoleucinecatabolism. Lancet, 1971, 2 (7737): 1289-1290.

2. CATANZANO F, OMBRONE D, DI STEFANO C, et al. The first case of mitochondrial acetoacetyl-CoA thiolase deficiency identified by expanded newborn metabolic screening in Italy: the importance of an integrated diagnostic approach. J Inherit Metab Dis, 2010, 33 (Suppl 3): S91-94.

3. NGUYEN KN, ABDELKREEM E, COLOMBO R, et al. Characterization and outcome of 41 patients with beta-ketothiolase deficiency: 10 years' experience of a medical center in northern Vietnam. J Inherit Metab Dis, 2017, 40 (3): 395-401.

4. 洪芳, 黄新文, 张玉, 等. 浙江省新生儿有机酸尿症筛查及随访分析. 浙江大学学报 (医学版), 2017, 46 (3): 240-247.

5. 顾学范. 临床遗传代谢病. 北京: 人民卫生出版社, 2015: 158-159.

6. ABDELKREEEM E, OTSUKA H, SASAI H, et al. Beta-ketothiolase deficiency: resolving challenges in diagnosis. J Inborn Errors Metab Screen, 2016, 4: 1-9.

第八章

苯丙酮尿症

【概述】

苯丙酮尿症(phenylketonuria,PKU)是一种氨基酸代谢异常引起的常染色体隐性遗传病,因肝脏苯丙氨酸羟化酶缺乏或四氢生物蝶呤合成酶、二氢生物蝶呤还原酶缺陷而导致苯丙氨酸代谢障碍。PKU患儿出生后若不能得到及时诊治,会出现高苯丙氨酸血症。高苯丙氨酸血症及中间代谢产物对中枢神经系统的毒性作用,可致严重的智能发育障碍,PKU患儿的临床症状和对治疗的反应有明显的个体差异。世界各地苯丙酮尿症的发病率不一,我国PKU的发病率约1:11 000。

【病因】

经典型PKU由苯丙氨酸羟化酶(phenylalaninehydroxylase,PAH)基因 PAH 突变所致,突变后的PAH活性降低或丧失,苯丙氨酸在肝脏中代谢紊乱。迄今为止,国内外已发现 PAH 基因千余种突变。四氢生物蝶呤缺乏症(tetrahydrobiopter in deficiency,BH_4D)是一种特殊类型的苯丙酮尿症,亦可引起高苯丙氨酸血症,但并非由PAH缺乏引起。四氢蝶呤缺乏症可分为4种类型:即6-丙酮酰四氢蝶呤合成酶(6-pyruvoyl tetrahydropterin synthase,PTPS)缺乏症、二氢蝶呤还原酶

(dihydrofolate reductase,DHPR)缺乏症、鸟苷三磷酸环化水解酶(GTP-cyclohydronase,GTPCH)缺乏症和蝶呤-4α-甲醇胺脱水酶(pterin-4α-carbino lamine dehydratase,PCD)缺乏症。

【临床表现】

1. 经典型PKU　血苯丙氨酸浓度大于200mg/L,PAH活性为正常人活性的0~4.4%。新生儿期的PKU无任何临床表现,出生3个月后可出现智力发育迟缓和语言发育落后,随年龄增大而加重。患儿有程度不等的智能低下,约60%属重度低下(智商低于50)。约1/4患儿有癫痫发作。患者头发、皮肤颜色淡,尿液、汗液中散发出鼠臭味,伴有精神行为异常。

2. 暂时型PKU　见于极少数新生儿或早产儿,可能为苯丙氨酸羟化酶成熟延迟所致。

3. 高苯丙氨酸血症　血苯丙氨酸浓度为20~200mg/L,酶活性为正常人的1.5%~34.5%,临床表现轻或无,对治疗反应较好,多无明显智能低下表现。

4. 四氢生物蝶呤缺乏症　又称非经典型PKU或恶性PKU,由PAH辅酶BH4缺乏所致。患儿除了有典型PKU表现外,神经系统表现较为突出,如躯干肌张力低下,四肢肌张力过高。不自主运动,震颤,阵发性角弓反张,顽固性惊厥发作,婴儿痉挛症等。该病的发生率占PKU的1%~5%。头颅影像学检查可见进行性脑萎缩。脑电图检查可见癫痫波,部分患儿可见高峰失律。尿蝶呤谱分析及DHPR检测有助于进一步鉴别诊断。

【诊断】

1. 基因诊断标准　检测到*PAH*(经典型PKU),*PTPS*,*DHPR*,*GTPCH*,*SPR*,*PCD*(四氢生物蝶呤缺乏症)致病性

变异。

2. 临床诊断标准

(1)血苯丙氨酸浓度增高：出生时多正常，哺乳 3~4 日后达 20mg/L 以上，并持续存在。正常新生儿一过性生理性血苯丙氨酸升高多低于 10mg/L，并在出生后 6~14 天内恢复正常。不典型的 PKU 血苯丙氨酸浓度多为 5~15mg/L。

(2)血中酪氨酸浓度正常或低于 2.5mg/L，给予苯丙氨酸负荷后也不增高。

(3)出生后 5~8 天尿中有苯丙氨酸和正羟苯乙酸排出，并持续存在。

苯丙酮尿症诊断标准：智力落后、头发由黑变黄，特殊体味和血苯丙氨酸升高，同时 *PAH* 或 *PTPS* 等相关基因存在相关突变。

【治疗】

1. 饮食治疗　治疗原则为给患儿提供适量的苯丙氨酸维持其正常成长；PKU 的饮食要求是低蛋白饮食，补充含低苯丙氨酸的氨基酸混合物，同时加入矿物质、维生素和其他营养素；保证患儿对治疗的最佳依从性；同时考虑患儿的生活质量。

2. 药物治疗

(1)大分子中性氨基酸(large neural amino，LNAA)：LNAA 通过血脑屏障时与苯丙氨酸有竞争作用，故摄入大分子中性氨基酸可以降低脑组织中苯丙氨酸的浓度，从而减轻 PKU 的神经系统损害。

(2)BH_4：BH_4 缺乏症患儿采用低苯丙氨酸饮食治疗虽能降低苯丙氨酸浓度，但不能阻止神经系统症状的持续发展，必需给予 BH_4 及其他药物，如补充 5- 羟色胺和美多巴等神经递质前质,以维持脑和神经肌肉功能正常。

(3) 苯丙氨酸解氨酶(phenylalanine ammonialyase,PAL):该酶存在于肝脏中,主要参与食物中部分苯丙氨酸的降解,其降解产物氨和转苯乙烯酸对 PKU 患者无害。PAL 经过固定后可永久地降解苯丙氨酸进而抑制其吸收,动物实验提示其降低苯丙氨酸水平的能力甚至高于饮食控制,其缺点是口服易被肠道内的消化酶分解,而注射又有较强的免疫原性。

3. 基因治疗　针对 PAH 缺乏的基因治疗方法正在研究中。通过将携带表达 *PAH* 基因的 cDNA 的重组腺病毒放置入 PAH 缺陷小鼠的肝循环,肝脏 PAH 活性部分恢复,进而保持血清中的苯丙氨酸浓度正常。

病例 9

1. 病情简介　患儿,男,1 个月 22 天,生后足跟血筛查苯丙氨酸 7.00mg/dl(参考值上限:1.60mg/dl),复查为 9.10mg/dl;第三次复查血苯丙氨酸为 498.38μmol/L(参考值上限:120μmol/L),尿液有味。

2. 遗传学检测　全外显子组的基因检测结果显示该患儿 *PAH* 基因发生 c.1301C>A(p.A434D) 和 c.728G>A(p.R243Q) 复合杂合变异。经 Sanger 测序验证,患儿父亲携带 c.1301C>A (p.A434D) 杂合变异,患儿母亲携带 c.728G>A(p.R243Q) 杂合变异,符合常染色体隐性遗传规律。上述变异均为文献和 HGMD 数据库报道的与苯丙酮尿症相关的致病性变异。依据 ACMG 评级指南,上述两个变异均为致病性变异。

3. 治疗经过　常规给予生活方式指导,减少苯丙氨酸摄入,食用富有矿物质及维生素的食物。根据不同年龄段及体重,结合每日所需的蛋白质和热量,合理控制苯丙氨酸的摄入量,同时定期监测血苯丙氨酸浓度,将其控制在合理范围。患儿通过饮食治疗后血苯丙氨酸控制在合理范围内,目前仍在治疗随访中。

（汪治华　胡姝雯　杨　颖）

参 考 文 献

1. SCRIVER CR. Why mutation analysis does not always predict clinical-consequences: explanations in the era of genomics. J Pediatr, 2002, 140 (5): 502-506.

2. GIOVANNINI M, RIVA E, SALVATICI E, et al. Treating phenylketon-uria: a single centre experience. J Int Med Res, 2007, 35 (6): 742-752.

3. KOCH R, MOSELEY KD, YANO S, et al. Large neutral amino acid-therapy and phenylketonuria: a promising approach to treatment. Mol Genet Metab, 2003, 79 (2): 110-113.

4. PÉREZ-DUEÑAS B, VILASECA MA, MAS A, et al. Tetrahydrobi-opterin responsiveness inpatients with phenylketonuria. Clin Biochem, 2004, 37 (12): 1083-1090.

5. KIM W, ERLANDSEN H, SURENDRAN S, et al. Trends in enzyme therapy for phenylketonuria. Mol Ther, 2004, 10 (2): 220-224.

6. EISENSMITH RC, WOO SL. Gene therapy for phenylketonuria. Acta Paediatr Suppl, 1994, 407: 124-129.

第九章

丙酸血症

【概述】

　　丙酸血症（propionic acidemia，PA）是由丙酰辅酶 A 羧化酶（propionyl CoA carboxylase）活性缺乏，引起体内丙酸及其代谢产物前体异常蓄积，进而出现一系列的生化异常及神经系统损害等症状的常染色体隐性遗传有机酸血症。PA 的患病率具有种族和地区差异，世界范围内的 PA 发病率约为 1/（50 000~100 000），部分地区患病率较高，如格陵兰因纽特人为 1/1 000。在亚洲，日本的患病率为 1/456 000，我国台湾地区为 1/660 000。在有机酸血症中位居第 2 位，仅次于甲基丙二酸血症。早期诊断及合理治疗是改善预后、挽救患儿生命的关键。

【病因】

　　本病为常染色体隐性遗传。病因为丙酰辅酶 A 羧化酶遗传性缺陷或生物素辅酶代谢障碍，导致丙酸不能转化为 D- 甲基丙二酸，而在血中蓄积所致。丙酰 CoA 羧化酶是由 α、β 两个亚单位组成的 α6β6 十二聚体。α 亚单位的编码基因为 *PCCA*，β 亚单位的编码基因为 *PCCB*，两个基因的突变均可导致丙酸血症。*PCCA* 基因定位于染色体 13q32，包含 24 个外显子；

PCCB 基因定位于 3q13.3~q22,含 15 个外显子。研究发现不同民族、不同国家间丙酸血症基因突变谱存在很大差异。

【临床表现】

由于酶缺陷程度不同,丙酸血症临床表现存在较大的个体差异,一般临床症状表现为反复呕吐、喂养困难、酸中毒、惊厥和嗜睡等。多数患儿出生时正常,开始哺乳后出现嗜睡、呕吐、肌张力低下、惊厥、呼吸困难、高血氨、酮症、酸中毒、低血糖、扩张型心肌病、胰腺炎等异常表现,死亡率极高。婴幼儿期起病者多表现为发育落后、喂养困难、惊厥、肌张力低下等,常因高蛋白饮食、感染、发热、饥饿等诱发急性发作,且伴有精神运动发育落后及运动障碍。丙酸、甲基枸橼酸等有机酸异常蓄积还可造成骨髓抑制,引起中性粒细胞减少、贫血及血小板减少等。

【诊断】

1. 特殊生化诊断 丙酸血症的临床表现缺乏特异性,确诊依赖于特殊的实验室检查,包括串联质谱检测患儿血中丙酰肉碱水平、丙酰肉碱与游离肉碱比值、丙酰肉碱与乙酰肉碱比值,以及甘氨酸水平;气相色谱 - 质谱检测患儿尿液中3- 羟基丙酸和甲基枸橼酸水平。

2. 基因诊断 *PCCA* 基因突变位点主要集中在外显子13、12、19 和 18,*PCCA* 突变存在较大的异质性,不同国家、不同民族间 PA 突变谱存在较大差异。*PCCB* 基因突变位点主要集中在外显子 12、15、11 和 6,少数几个突变为不同人群中多数人共有。

3. 产前诊断 通过测定培养的羊水细胞或绒毛膜组织中酶的活性和基因突变,或羊水中甲基枸橼酸水平可直接进行产前诊断。

【治疗】

缺乏特异性治疗方法。急性期主要是对症治疗,包括终止蛋白质摄入、静脉输注葡萄糖和纠正酸中毒等,必要时可行腹膜透析或血液透析。长期治疗原则主要为控制蛋白质饮食,给予不含异亮氨酸、缬氨酸、蛋氨酸和苏氨酸的配方奶,增加碳水化合物的摄入,保证足够热量的供应,补充左卡尼汀以利于丙酰辅酶 A 的代谢和排除。

1. 饮食长期治疗 以限制天然蛋白质的摄入为主,但同时要保证足够的能量、蛋白质、脂肪、维生素的供应。每日所需蛋白质总量为婴儿 2.5~3.5g/kg、儿童 30~40g、成人 50~65g,不足部分以不含缬氨酸、异亮氨酸、苏氨酸、甲硫氨酸的配方奶或蛋白质代替。同时注意避免饥饿,抑制肌肉组织和脂肪组织代谢。

2. 药物

(1)左卡尼汀:可与体内酸性物质相结合,促进酸性物质的代谢和排出。急性期 $100~200mg/(kg \cdot d)$ 静脉滴注;稳定期 $50~100mg/(kg \cdot d)$ 口服。

(2)新霉素或甲硝唑:抑制肠道细菌的繁殖代谢,减少肠道细菌代谢产生丙酸。新霉素 $50mg/(kg \cdot d)$,甲硝唑 $10~20mg/(kg \cdot d)$,可在急性期使用。

(3)氨甲酰谷氨酸:可明显降低血氨水平,增加游离肉碱和总肉碱水平,减少尿丙酰甘氨酸的排泄,改善患儿代谢稳定性。在 PA 急性失代偿期对高血氨有解毒作用,口服 6 小时后血氨水平降至正常,可避免透析。

3. 肝移植 肝移植作为一种治疗 PA 的方法近几年已取得明显进步,研究显示 1 年内存活率为 72.2%,一些患者术后临床症状明显改善,无需进行饮食限制和其他治疗。

病例 10

1. 病情简介　患儿,女,1岁6个月,生后4天出现拒乳,反应差,曾于当地医院治疗13天好转出院。之后出现反复呕吐,精神运动发育全面落后,反复抽搐发作,四肢肌力及肌张力低下,头颅 MRI 提示双侧苍白球、大脑脚及小脑齿状核异常信号,来我院就诊。

2. 实验室检查　完善血清各类氨基酸、酰基肉碱分析,丙酰基肉碱、丙酰基肉碱与乙酰肉碱比值显著增高,提示甲基丙二酸血症或丙酸血症可能。尿有机酸分析结果示 3- 羟基丙酸及甲基枸橼酸增高,提示丙酸血症。

3. 遗传学检测　基因检测结果显示患儿 PCCB 基因发生 c.494G>A(p.R165Q)纯合变异,经 Sanger 测序验证,患儿父母均为该变异的杂合携带者,符合常染色体隐性遗传规律。该变异为 HGMD 数据库和文献报道的已知致病变异。依据 ACMG 评级指南,该变异为临床意义未明变异。

4. 治疗经过　给予患儿不含异亮氨酸、缬氨酸、蛋氨酸和苏氨酸的特殊奶粉喂养,并口服左卡尼汀调节代谢治疗。患儿未规律复诊,且曾自行停药,特殊奶粉喂养未遵嘱执行,依从性差。多次因感染等诱发急性发作,出现呕吐、精神差、反复抽搐等表现,给予限制蛋白质摄入、静脉输注葡萄糖、纠正酸中毒、左卡尼汀调节代谢及止惊等治疗后好转。患儿病程中有骨髓抑制,出现中度贫血、血小板减少及中性粒细胞减少,给予对症处理,病情缓解后均有改善。

（汪治华　李玛丽　杨　颖）

参考文献

1. DESVIAT LR, CLAVERO S, PEREZ-CERDÁ C, et al. Newsplicing mutations in propionic acidemia. J Hum Genet, 2006, 51 (11): 992-997.

2. YANG X, SAKAMOTO O, MATSUBARA Y, et al. Mutation spectrum of the PCCA and PCCB genes in Japanese patients with propionic acidemia. Mol Genet Metab, 2004, 81 (4): 335-342.

3. CAMPEAUE, DUPUIS L, LECLERC D, et al. Detection of a normally raretranscript in propionic acidemia patients with mRNA destabilizing mutations in the PCCA gene. Hum Mol Genet, 1999, 8 (1): 107-113.

4. PÉREZB, DESVIAT LR, RODRÍGUEZ-POMBO P, et al. Propionic acidemia: identification of twenty-four novel mutations in Europe and North America. Mol Genet Metab, 2003, 78 (1): 59-67.

5. KIM SN, RYU KH, LEE EH, et al. Molecular analysis of PCCB gene in Korean patients with propionic acidemia. Mol Genet Metab, 2002, 77 (3): 209-216.

6. RAVNK, CHLOUPKOVA M, CHRISTENSEN E, et al. High incidence of propionic acidemia in greenland is due to a prevalent mutation, 1540insCCC, in the gene for the beta-subunit of propionyl CoA carboxylase. Am J Hum Genet, 2000, 67 (1): 203-206.

7. CHIU YH, LIU YN, LIAO WL, et al. Two frequent mutations associated with the classic form of propionic acidemia in Taiwan. Biochem Genet, 2014, 52 (9-10): 415-429.

8. BARSHES NR, VANATTA JM, PATEL AJ, et al. Evaluation and management of patients with propionic acidemia undergoing livertransplantation: a comprehensive review. Pediatr Transplant, 2006, 10 (7): 773-781.

9. 胡宇慧, 韩连书, 叶军, 等. 丙酸血症 11 例基因突变分析. 中华儿科杂志, 2008, 46 (6): 416-420.

第十章

纯合子家族性高胆固醇血症

【概述】

家族性高胆固醇血症（familial hypercholesterolemia，FH）是一种常染色体显性遗传病，临床分为杂合型（heterozygous familial hyperlipidemia，HeFH）和纯合型（homozygous familial hyperlipidemia，HoFH）两种类型。HoFH 发病率为 1:1 000 000~1:16 000，未经治疗青少年期即可发生冠心病（cardiovascular disease，CAD），甚至猝死，属严重的罕见病。目前，我国 HoFH 发病率尚不明确，按照 HoFH 发病率计算，全国有 1 280~4 000 例 HoFH 患者。

【病因】

HoFH 主要致病基因包括编码低密度脂蛋白受体（low density lipoprotein receptor，LDLR）基因 *LDLR*、载脂蛋白 B（apolipoprotein B，apoB）基因 *APOB*、前蛋白转化酶枯草溶菌素 9（proprotein convertase subtilisin kexin-9，PCSK9）基因 *PCSK9* 和低密度脂蛋白受体衔接蛋白 1（low density lipoprotein receptor adaptor protein 1，LDLRAP1）基因 *LDLRAP1*，其中 *LDLR* 基因突变最为常见。根据突变类型可分为真纯合、复合杂合及双杂合，*LDLRAP1* 基因为常染色体隐性遗传。

【临床表现】

HoFH 临床主要表现为血浆低密度脂蛋白胆固醇（low-density lipoprotein cholesterol，LDL-C）水平极度增高，可达正常人的 6~8 倍，角膜弓、皮肤肌腱等多部位出现黄色瘤，早发冠心病及全身严重的动脉粥样硬化（atherosclerosis，As）。主动脉瓣疾病主要由于主动脉根部受累，导致瓣膜和主动脉瓣上狭窄，甚至累及冠状动脉开口。由于 HoFH 患儿从出生起就暴露在极高水平的 LDL-C 环境中，动脉粥样硬化疾病的发生发展从出生就开始。

【诊断】

1. 基因诊断标准　*LDLR*、*apoB*、*PCSK9* 和 *LDLRAP1* 基因可检测到明确的两个基因突变位点。

2. 临床诊断标准　治疗前 LDL-C>13mmol/L 或治疗后 LDL-C>8mmol/L，并且 10 岁之前出现皮肤肌腱黄色瘤或者父母 LDL-C 水平与 HeFH 一致。

儿童 HoFH 诊断标准：儿童 LDL-C>11mmol/L，并且 10 岁之前出现皮肤肌腱黄色瘤，或者 LDL-C 水平达到临床诊断标准同时父母均确诊为 HeFH。

【治疗】

1. 生活方式改变　生活方式的改变是降脂治疗的基础，包括减少摄入饱和脂肪酸和胆固醇，食用富含纤维素的食物、戒烟和限盐，适当而有规律的体力活动，减重等。

2. 药物治疗　常规降脂药物包括他汀类、依折麦布、胆酸螯合剂、普罗布考、烟酸等。由于 HoFH 是一种严重遗传性疾病，即使多种药物联合应用配合生活方式干预，仍很难使

LDL-C 达标。欧洲动脉粥样硬化协会（European Association of atherosclerosis，EAS）HoFH 管理指南建议：HoFH 患者以高强度可耐受剂量的他汀为起始治疗，逐步联合依折麦布、非诺贝特等其他类型降脂药物，进而联合 PCSK9 抑制药等，儿童降脂药物治疗需要考虑年龄因素，避免副作用大的降脂药物。

3. 血浆脂蛋白置换术　血浆脂蛋白置换术可以选择性清除血浆中胆固醇，单次治疗可使 LDL-C 降低 55%~70%，血浆脂蛋白置换术长期治疗安全有效，能显著减少冠状动脉事件的发生，EAS 指南推荐进行血浆脂蛋白置换术的理想年龄是 5 岁，且不晚于 8 岁。治疗频率可以选择每周一次，或 2 周一次，联合高强度他汀和依折麦布则可使 HoFH 患者 LDL-C 水平进一步降低。

4. 肝移植　由于超过 90% 的 LDLR 位于肝脏，因此 HoFH 患者可以选择肝移植治疗方法。由于肝移植无法逆转已存在的心血管病变，因此，建议手术应在心血管疾病进展之前进行。如果移植供体来自父母，由于 HoFH 患者的父母均为 HeFH，因此，接受肝移植的患者术后仍要辅助降脂药物治疗。

病例 11

1. 病情简介　患儿，男，7 岁，出生后尾骨及踝关节处皮肤可见黄色皮肤突起，随着年龄增加，患儿肘关节、膝关节、踝关节长出很多黄色瘤状物（图 10-1），部分行手术切除，但黄色瘤继续生长。

2. 实验室检查　生化检查总胆固醇 21.78mmol/L（正常值 <5.2mmol/L），LDL-C14.48mmol/L（正常值 <3.3mmol/L），该患儿父母血胆固醇和 LDL-C 均升高（表 10-1）。

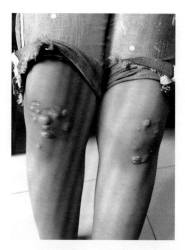

图 10-1　患儿膝关节处有多处黄色瘤状物

表 10-1　治疗前患儿及其父母血脂检查结果

项目	正常值	患儿	母亲	父亲
总胆固醇（TCH）/（mmol·L⁻¹）	3.3~5.8	21.78	7.22	8.36
甘油三酯（TG）/（mmol·L⁻¹）	0.5~1.7	1.98	1.18	1.51
高密度脂蛋白（HDL-C）/（mmol·L⁻¹）	0.8~1.8	2.71	1.46	1.08
低密度脂蛋白（LDL-C）/（mmol·L⁻¹）	2.3~3.3	14.48	5.09	6.49
极低密度脂蛋白（VLDL）/（mmol·L⁻¹）	0.26~1.3	4.59	–	–
载脂蛋白 A1（APOA）/（g·L⁻¹）	1.0~1.7	1.11	1.51	1.21
载脂蛋白 B（APOA）/（g·L⁻¹）	0.6~1.1	2.98	1.66	1.97
脂蛋白 a（LPA）/（mg·dl⁻¹）	3.4~30.0	16.5	–	–

　　3. 辅助检查　患儿血管超声发现多处大动脉粥样斑块（图 10-2A），主动脉瓣钙化伴反流（图 10-2B）。

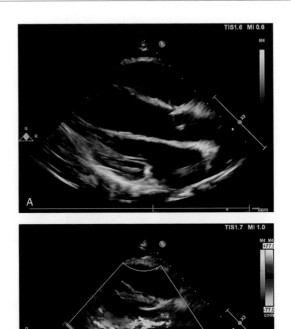

图 10-2　患儿心脏超声
A. 主动脉瓣钙化;B. 主动脉瓣反流

4. 遗传学检测　基因检测确定患儿低密度脂蛋白受体基因 *LDLR-E140K* 纯合突变,其父母均为该变异位点杂合携带者,父母为近亲结婚(双方祖父为亲兄弟),均为 HeFH,血浆 LDL-C 分别为 6.49mmol/L 和 5.09mmol/L。

5. 治疗经过　常规给予生活方式指导,减少饱和脂肪酸和胆固醇的摄入,食用富含纤维素的食物,适当而有规律的体力活动。口服降脂药物,由于患者为儿童,降脂药物选择普伐他汀钠,口服 1 个月后,效果不理想,总胆固醇为 17.28mmol/L,遂对患儿开始实施双重血浆置换术（double filtration plasmapheresis，DFPP），通过血浆分离器将血浆与血细胞成分进行一级分离，将分离后的、含致病因子的血浆进行二级分离（血脂分离），分离后的血浆与血液有形成分一同输回体内，术后复查患儿血浆胆固醇由术前 18.16mmol/L 降至 3.33mmol/L（达到正常值），低密度脂蛋白也由术前 14.08mmol/L 降至 2.41mmol/L（达到正常值），胆固醇降幅达到 83%，而废液中胆固醇高达 17.3mmol/L，低密度脂蛋白达 12.61mmol/L，DFPP 频率为每 2~3 周一次，目前仍在治疗随访中。

（张艳敏）

参考文献

1. HUIJGEN R, HUTTEN BA, KINDT I, et al. Discriminativeability of LDL-cholesterol to identify patients with familial hypercholesterolemia: a cross-sectional study in 26, 406 individuals tested for genetic FH. Circ Cardiovasc Genet, 2012, 5 (3): 354-359.

2. JIANG L, SUN LY, DAI YF, et al. The distribution and characteristics of LDL receptor mutations in China: A systematic review. Sci Rep, 2015, 5: 17272.

3. GIDDING SS. The complexities of homozygous familial hypercholesterolemia management. Pediatr Transplant, 2016, 20 (8): 1020-1021.

4. FRANCE M. Homozygous familial hypercholesterolaemia: update on management. Paediatr Int Child Health, 2016, 36 (4): 243-247.

5. CUCHEL M, BRUCKERT E, GINSBERG HN, et al. European Atherosclerosis Society Consensus Panel on Familial Hypercholesterolaemia. Homozygous familial hypercholesterolaemia: new insights and guidance for clinicians to improve detection and clinical management. A position paper from the Consensus Panel on Familial Hypercholesterolaemia of the European Atherosclerosis Society. Eur Heart J, 2014, 35 (32): 2146-

2157.

6. FRANCE M, REES A, DATTA D, et al. for HEART UK MedicalScientific and Research Committee. HEART UK statement on the management of homozygous familial hypercholesterolaemia in the United Kingdom. Atherosclerosis, 2016, 255: 128-139.

第十一章

短链酰基辅酶 A 脱氢酶缺乏症

【概述】

短链酰基辅酶 A 脱氢酶缺乏症（short-chain acyl-CoA dehydrogenase deficiency，SCADD）是由于短链酰基辅酶 A 脱氢酶（short-chain acyl-CoA dehydrogenase，SCAD 或 ACADS）基因 *ACADS* 突变，引起线粒体脂肪酸 β 氧化代谢障碍，从而导致能量生成减少和代谢中间产物血丁酰肉碱（C4-C）和尿中乙基丙二酸及甲基琥珀酸在体内蓄积，为常染色体隐性遗传病。该病发病率存在种族和地区差异，以丁酰肉碱（C4-C）作为 SCADD 筛查指标的美国、德国、澳大利亚的串联质谱新生儿筛查资料提示其发病率约为 1∶95 000，我国为 1∶84 117。

【病因】

SCADD 属常染色体隐性遗传代谢性疾病，致病基因 *ACADS* 定位于染色体 12q24.31，长约 13kb，由 10 个外显子组成，编码 412 个氨基酸，至今已报道 80 余种基因突变类型，报道最多的为 *ACADS* 基因中的 c.511C>T 和 c.625G>A.SCAD，是脂肪酸 β 氧化脱氢进行电子传递的限速酶，位于线粒体基质中，在肝脏、骨骼肌、心肌、皮肤成纤维细胞中均有表达,其结构或功能缺陷或活性下降,会引起神经系统、骨骼肌、心、肝、肾等重要器官功能异常。

【临床表现】

SCADD 患者临床表现主要为神经系统方面,发育迟缓最为常见,其他可有语言落后、肌张力低下、癫痫、行为异常、嗜睡、喂养困难、低血糖、心肌病、酸中毒等症状。部分通过串联质谱在新生儿筛查中确诊的患者没有任何症状。因此,相关的临床症状是非常多样化的,从严重的代谢或神经肌肉残疾到无任何临床症状。

【诊断】

1. 基因诊断标准　 *ACADS* 基因可检测到明确的基因突变位点。

2. 临床诊断标准　血氨基酸酰基肉碱分析提示丁酰基肉碱(C4)升高,尿液有机酸分析提示乙基丙二酸升高或甲基琥珀酸升高是 SCADD 诊断的主要参考指标,但乙基丙二酸升高并非 SCADD 的特异性改变,也可在戊二酸血症 Ⅱ 型和线粒体病中出现,应注意鉴别诊断及基因诊断验证。

【治疗】

目前对 SCADD 的治疗方案主要是低脂饮食,避免长时间禁食,可适当补充肉碱(50~100mg/(kg·d))及核黄素(维生素 B_2,10mg/(kg·d))。急性发作期出现低血糖时可静脉给予 10% 葡萄糖溶液,8~10mg/(kg·min)或口服葡萄糖液抑制分解代谢。对于补充肉碱一直存有争议,通过摄入左旋肉碱增加 C4 代谢,减少尿中乙基丙二酸排出。维生素 B_2 中黄素腺嘌呤二核苷酸为 SCAD 蛋白的辅助因子,可作为分子伴侣修饰突变蛋白及稳定突变蛋白构象,对 SCAD 蛋白功能正常发挥其重要作用。

病例 12

1. 病情简介　患儿,男,3 个月 26 天,系第 2 胎第 2 产,足月顺产出生,出生体重 3 100g,Apgar 评分 10 分,因喂养困难,体重增长缓慢就诊。否认家族遗传病史。

2. 体格检查　体重 4.5kg,神清,精神一般,皮下脂肪薄,心肺腹部查体无异常,肌张力稍减低,外生殖器无异常。

3. 实验室检查　血气分析:pH 7.40,PaO_2 100mmHg,$PaCO_2$ 22mmHg,BE −7.5mmol/L,HCO_3^- 14.8mmol/L,提示代偿性代谢性酸中毒;生化、血糖、血氨均正常;血氨基酸酰基肉碱分析提示血丁酰肉碱(C4)升高,C4/C3 升高。尿有机酸分析提示:乙基丙二酸升高。

4. 遗传学检测　全外显子组基因测序数据分析确定患儿 *ACADS* 基因发生 c.164C>T(p.P55L)和 c.578C>T(p.S193L)复合杂合突变。经 Sanger 测序验证,其父亲为 c.164C>T(p.P55L)杂合携带者,其母亲为 c.578C>T(p.S193L)杂合携带者。c.164C>T(p.P55L)变异为文献报道的与短链酰基辅酶 A 脱氢酶缺乏症相关的致病突变,c.578C>T(p.S193L)变异位点未见相关文献和数据库报道。依据 ACMG 指南,c.164C>T 为疑似致病性变异,c.578C>T 为临床意义未明变异。

5. 治疗经过　患儿现予核黄素每 10mg/kg 及左卡尼汀每日 50mg/kg 口服治疗,病情平稳。门诊定期复查随访,体重较同龄儿稍低,肌张力正常,精神运动发育符合较同龄儿水平,复查血气正常,血脂酰肉碱提示丁酰肉碱及尿液乙基丙二酸水平恢复正常。

（汪治华　荀泽丽　杨 颖）

参 考 文 献

1. LISYOVÁ J, CHANDOGA J, JUNGOVÁ P, et al. Anunusually high frequency of SCAD deficiency caused by two pathogenic variants in the ACADS gene and its relationship to the ethnic structure in Slovakia. BMC Med Genet, 2018, 19 (1): 64.

2. 谭建强，陈大宇，李哲涛，等 . 中、短链酰基辅酶 A 脱氢酶缺乏症患儿临床特点分析及基因突变研究 . 中国当代儿科杂志，2016, 18 (10): 1019-1025.

3. TONIN R, CACIOTTI A, FUNGHINI S, et al. Clinical relevance of short-chain acyl-CoA dehydrogenase (SCAD) deficiency: Exploring the role of new variants including the first SCAD-disease-causing allele carrying a synonymous mutation. BBA Clin, 2016, 5: 114-119.

4. NOCHI Z, OLSEN RKJ, GREGERSEN N. Short-chain acyl-CoA dehydrogenase deficiency: from gene to cell pathology and possible disease mechanisms. J Inherit Metab Dis, 2017, 40 (5): 641-655.

5. RHEAD WJ. Short-chain acyl-CoA dehydrogenase deficiency is not a disease: common ACADS variants and mutations have no clinical significance. J Inherit Metab Dis, 2015, 38 (Suppl 1): S335-S378.

6. 黄新文，张玉，杨建滨，等 . 短链酰基辅酶 A 脱氢酶缺乏症新生儿筛查、临床特征及基因突变分析 . 中华儿科杂志，2016, 54 (12): 927-930.

第十二章

多种羧化酶缺乏症

【概述】

多种羧化酶缺乏症(multiple carboxylase deficiency,
MCD)是一种生物素代谢相关的有机酸代谢障碍性疾病,
主要表现为生物素相关的多种羧化酶活性缺失或低下,致
使血液中有机酸大量堆积,进一步导致糖类、脂类及氨基酸
代谢紊乱,该病属于常染色体隐性遗传代谢病。根据相关
缺陷酶的不同可分为两种类型:①全羧化酶合成酶缺乏症
(holocarboxylase synthetase deficiency,HCSD);②生物素酶
缺乏症(biotinase deficiency,BTD)。HCSD 多数在 1 岁前发
病,少数可发病于 3~6 岁,而 BTD 多在青少年期发病。目前
发现 BTD 的发病率约为 1∶61 067,HCSD 的发病率尚未见
报道。

【病因】

MCD 主要由遗传缺陷或外源性生物素缺乏引起。编码
全羧化酶合成酶和生物素酶的基因分别为 *HLCS* 和 *BTD*。
HLCS 基因位于 21q22.1,含有 14 个外显子,起始密码子位于
第 6 号外显子上,1~5 号外显子不参与翻译。目前已发现 50
余种 *HLCS* 基因突变,多数为错义突变,也有缺失和插入突

变。*BTD* 位于 3p25，由 4 个外显子和 3 个内含子组成。目前已报道 *BTD* 突变超过 260 种，大多数为错义突变，少部分为缺失、插入突变。基因突变引起相应的酶活性下降或丧失，进一步影响各种生物素相关的羧化酶的活性。

HCSD 发病机制为全羧化酶合成酶活性下降或丧失，不能催化生物素依赖的丙酮酸羧化酶、乙酰辅酶 A 羧化酶、丙酰辅酶 A 羧化酶及 3- 甲基巴豆酰辅酶 A 羧化酶与生物素相结合，进而影响羧化酶的活性。BTD 是由于生物素酶活性下降，导致生物胞素及食物中蛋白结合生物素裂解成生物素减少，使生物胞素堆积，进一步影响生物素的体内再循环及肠道吸收，从而最终导致内源性生物素缺乏。饮食中生物素摄入量明显低下或摄入抗生物素蛋白显著增多可引起外源性生物素缺乏。以上多种因素致使脂肪酸合成、糖原异生及氨基酸的分解代谢发生障碍，线粒体能量代谢障碍，引起血液中乳酸、3- 甲基巴豆酰甘氨酸、3 羟基异戊酸、3- 羟基丙酸及甲基枸橼酸等异常代谢产物的堆积，进一步出现不同程度的皮肤、黏膜、消化及神经系统的损害。

【临床表现】

MCD 的临床表现呈多样化，可累及多个系统，以神经系统、皮肤系统、呼吸系统、消化系统、血液和免疫系统等损害常见。个体之间差异性较大，临床分为两型。

1. 全羧化酶合成酶缺乏型 又称早发型，常在 1 岁内起病，尤其是新生儿期及婴儿早期，皮肤表现为红斑、鳞屑、头部脂溢性皮炎，皮肤损害也可累及口周及其他皱褶部位，常为难治性皮肤损害；呼吸系统常见的临床表现为呼吸急促或暂停，尤其是合并代谢性酸中毒的患儿呼吸急促更加明显；消化系统可有反复呕吐、喂养困难等表现；神经系统可表现为发育迟缓、肌张力低下、嗜睡及惊厥发作等；部分患者易合并真菌感染，体液及细胞免疫功能低下。常呈轻度贫血，病史较长可出现中重度贫血，患儿血氨常轻度升高、血乳酸增高、代谢性酸中毒、高尿酸血症、酮症、血糖降低。尿有机酸分析常提示乳酸、甲基枸橼酸、乙酰乙酸、3-甲基巴豆酰甘氨酸、3-羟基异戊酸、3-羟基丙酸等指标升高。

2. 生物素酶缺乏型　又称迟发型，可在生后数月或数年起病。各种皮损表现形式和全羧化酶合成酶缺乏型相似，但症状稍轻。患儿常继发感染，以真菌感染多见，尤其是白念珠菌感染最常见。该型神经系统症状重，表现呈多样性，可间歇性发生或进行性加重，通常在应激时急性发作。大部分患儿伴有呼吸困难，予氧气疗法及吸入性糖皮质激素、沙丁胺醇等扩张剂治疗无效。患儿多伴有酮症酸中毒、高氨血症和有机酸尿症，尿液有机酸通常以3-羟基异戊酸、3-甲基巴豆酰甘氨酸、3-羟基丙酸、甲基枸橼酸及乳酸及柠檬酸显著升高为特征。

【诊断】

1. 临床诊断标准　MCD临床症状缺乏特异性，常不典型，当出现不明原因的惊厥发作伴顽固性代谢性酸中毒，特别是酮症酸中毒及皮肤损害时应高度警惕生物素缺乏的可能。MCD急性发作期以酮症酸中毒、高血氨、高乳酸血症、低血糖为主要血液生化改变。尿液标本的气相色谱-质谱检查提示3-羟基异戊酸、3-甲基巴豆酰甘氨酸、3-羟基丙酸、甲基枸橼酸及乳酸及柠檬酸显著升高。纤维细胞培养及血清相关酶学检测提示全羧化酶合成酶或生物素酶活性缺失及低下可作为该病确诊依据。

2. 基因诊断标准　检测到全羧化酶合成酶 *HLCS* 基因，生物素酶基因 *BTD* 致病性变异。

【治疗】

早期应用生物素治疗，预后良好，否则可引起中枢神经系统不可逆的损害，病情严重者常早期死于代谢性酸中毒所致的代谢紊乱。患儿需长期给予生物素治疗。根据患儿的不同年龄及体内酶活性缺失程度不同，生物素的使用剂量也不同。多数 BTD 患儿需生物素 5~20mg/d，部分 BTD 患儿可小剂量生物素 1~5mg/d 治疗。HCSD 患儿一般需补充生物素 10~40mg/d。辅助肉碱 100~300mg/(kg·d)。

对于血氨增高的患儿，给予低蛋白饮食，通常给予蛋白质 0.5~1.0g/(kg·d)，补充大量葡萄糖提供能量，抑制脂类及蛋白质的分解，纠正酸中毒及高氨血症。多数患儿生物素治疗数天至 2 周，临床症状改善，生化指标逐渐正常化。尿液中异常代谢产物常在治疗开始后 1~4 周下降至正常，但血 3- 羟基异戊酰基肉碱浓度下降缓慢，通常在治疗后 3~6 个月逐渐降至正常。少数患儿生物素维持剂量为 30~40mg/d，血 3- 羟基异戊基肉碱浓度仍高，但尿代谢产物正常，临床无症状。对于危重患儿，急性期可考虑血液透析治疗，过滤掉血液中的异常代谢产物，改善病情，改善预后。

病例 13

1. 病情简介　患儿，女，4 个月 22 天，以"精神反应差 2 天，气促半天"为代主诉就诊。2 天前，患儿由母乳更换为奶粉后，出现精神、食纳差，呈进行性加重。无发热、咳嗽；无流涕及鼻塞；无气喘及呼吸困难。半天前，患儿出现气促，呼吸增快,为进一步诊治入院。患儿系第 1 胎第 1 产,孕足月顺产,出生体重 2 800g,生后无窒息及抢救病史。生后母乳喂养,4 个月开始添加辅食米糊。生长发育迟滞,4 月龄不能竖头,不会翻身。父母均体健,非近亲婚配。

2. 体格检查　体温 37.0℃,脉搏 150 次 /min,呼吸 52 次 /min,体重 4 000g。神志清,营养差,精神反应差,全身可见较多红色片状皮疹,突出皮面,压之可褪色,左侧面颊局部皮肤红色斑丘疹为著,局部皮肤粗糙、口唇稍发绀,全身浅表淋巴结未触及。咽无明显充血,双侧扁桃体未发育,双肺呼吸音粗,未闻及固定的湿啰音,未闻及哮鸣音。心率 150 次 /min,律齐,心音有力,各瓣膜听诊区未闻及杂音。腹平软,无压痛,肝脾肋下未触及。四肢肌张力低下。

3. 实验室检查　血气分析:pH 6.9、BE −26.1mmol/L、HCO_3^- 5.6mmol/L、Lac 8.6mmol/L、SO_2 99%。血氨 102mmol/L、血糖 5.7mmol/L、肝肾功能和电解质大致正常。血细胞分析:血红蛋白 100g/L,白细胞、血小板大致正常,尿常规正常。血串联质谱检测氨基酸、酰基肉碱:C5-OH(3- 羟基异戊酰肉碱)5.6(0.06~0.60)μmol/L、C5-OH/C3 10.5(0.04~0.4);游离肉碱 8.04(10.00~60.00)μmol/L。尿气相色谱 - 质谱联用检测尿液有机酸:3- 羟基异戊酸 26.61(0.00~6.10)μmol/L、3- 甲基巴豆酰甘氨酸 7.28(0.00~0.52)μmol/L、3- 羟基丙酸 11.20(0.00~1.95)μmol/L、甲基枸橼酸 6.22(0.00~1.81)μmol/L、丙酮酸 88.12(0.0~32.61)μmol/L、甲基巴豆酰甘氨酸 -1 为 124.32(0.0~0.53)μmol/L、甲基巴豆酰甘氨酸 -2 为 112.2(0.0~0.50)μmol/L。

4. 遗传学检测　患儿基因检测发现 HLCS 基因 c.1522C>T(p.R508W)纯合变异,经 Sanger 验证,受检者母亲、父亲均为 HLCS 基因 c.1522C>T(p.R508W)杂合变异携带者,符合常染色体隐性遗传规律。该变异为文献和数据库报道的与多种羧化酶缺乏症相关的致病突变。依据 ACMG 指南,该变异为疑似致病性变异。

5. 治疗经过　入院后予限制蛋白质入量、补充大量葡萄糖供能、碳酸氢钠纠正酸中毒、左旋肉碱促进代谢等对症支持治疗,并于治疗前留取相应血、尿样标本,行遗传代谢病筛查。血串联质谱及尿气相色谱 - 质谱联用检测结果提示全羧化酶合成酶缺乏症可能性大。征得家属同意后予以生物素 20mg/d 诊断性治疗,3 天后,患儿临床症状减轻,复查血气分析大致正常,1 周后左侧面颊部皮疹逐渐消退,余部位皮疹完全消退。14 天后复查血串联质谱检测氨基酸、酰基肉碱分析示:3- 羟基异戊酰肉碱较前明显下降,游离肉碱恢复正常。尿有机酸谱分析:3- 羟基异戊酸、3- 甲基巴豆酰甘氨酸、3- 羟基丙酸、甲基枸橼酸明显降低,符合临床诊断。基因检测确诊为全羧化酶合成酶缺乏症。继续口服生物素 10~20mg/d、左卡尼汀 50~100mg/(kg·d) 治疗,定期门诊随诊,一般情况良好。

(汪治华　邱世超　杨 颖)

参考文献

1. WOLF B. Why screen newborns for profound and partial biotinidase deficiency？ Mol Genet Metab, 2015, 114 (3): 382-387.

2. DONTI TR, BLACKBURN PR, ATWAL PS. Holocarboxylase synthetase deficiency preand post new born screening. Mol Genet Metab Rep, 2016, 7: 40-44.

3. AFROZE B, WASAY M. Biotinidase deficiency in Pakistani children; what needs tobe known and done. J Pak Med Assoc, 2012, 62 (4): 312-313.

4. 古霞, 郝虎, 蔡尧, 等. 全羧化酶合成酶缺乏症临床特点和基因突变分析. 中山大学学报 (医学科学版), 2018, 39 (5): 682-686.

5. TIAR A, MEKKI A, NAGARA M, et al. Biotinidase deficiency: novel mutations in Algerian patients. Gene, 2014, 536 (1): 193-196.

第十三章

非典型性溶血尿毒症综合征

【概述】

非典型性溶血尿毒症综合征(atypical hemolytic uremic syndrome,aHUS)是一种罕见的危及生命的疾病。其主要特征为补体系统失控激活引起的微血管病理性溶血性贫血、血小板减少和肾脏损害,约 20% 的患者有肾外表现,以中枢神经系统受累最为常见。据统计,儿童 aHUS 发病率为 0.33:100 000,约 40% 的新诊断 aHUS 患者年龄在 18 岁以下。

【病因】

补体调控蛋白基因突变是 aHUS 发病的主要原因,包括补体因子 H(complement factor H,CFH)、膜辅因子蛋白(membrane cofactor protein,MCP)、补体因子 I(complement factor I,CFI)、补体成分 C3(complement component C3,C3)、补体因子 B(complement factor B,CFB)、血栓调节蛋白(thrombomodulin,THBD),其中 *CFH* 基因突变是 aHUS 最常见的原因。最近,有学者报道了非补体依赖型的 aHUS,如二酰基甘油激酶 ε、纤溶酶原和干扰素 -2 的突变也可引起 aHUS,但其致病机制尚未阐明。

【临床表现】

aHUS 发病前部分患儿伴有呼吸道感染症状,部分还可能出现腹泻,但没有证据表明伴有血便和大肠埃希菌感染。aHUS 临床主要表现为微血管病性病理性溶血性贫血、血小板减少症和急性肾衰竭三联征,还可影响肾脏以外的多个重要器官和组织,包括中枢神经系统病变,如癫痫、头痛、偏瘫、昏迷等,心血管系统病变,如左心室肥厚、肥厚型心肌病、扩张型心肌病、心力衰竭、高血压等,呼吸系统病变,消化系统病变,如小肠结肠炎、胰腺炎、胆石症和皮肤及外周血管病变,如皮疹、外周坏疽等。

【诊断】

1. 基因诊断标准　如基因测序分析显示 *CFH*、*MCP*、*CFI*、*CFB*、*C3* 和 / 或 *THBD* 突变,则可诊断 aHUS。

2. 临床诊断标准　具有微血管病性溶血性贫血、血小板减少症和急性肾衰竭三联征,并排除溶血尿毒症综合征(hemolytic uremic syndrome,HUS)、血栓性血小板减少性紫癜(thrombotic thrombocytopenic purpura,TTP)、恶性肿瘤、溶血性贫血、移植或其他已知原因。具体实验室诊断指标如下:血红蛋白小于100g/L,血小板小于 $150×10^9$/L,网织红细胞升高,外周血涂片检查可见红细胞碎片,抗人球白蛋白试验为阴性,血清乳酸脱氢酶升高,血肌酐较参考水平升高1.5 倍以上。

【治疗】

1. 血浆疗法

(1)血浆置换(plasma exchange,PE):是 20 世纪 80 年

代以来治疗 aHUS 的主要方法,其目的是提供大量的非突变补体因子,同时去除血浆中存在的自身抗体或突变因子。治疗 PE 的基本疗程为:首先 1 次 /d,连续 5 天,然后 5 次 / 周,连续 2 周,再 3 次 / 周,连续 2 周。争取达到血清学缓解:血小板计数>150×10^9/L 至少 2 周,或无溶血表现,即外周血涂片未见红细胞破碎,乳酸脱氢酶水平正常,再考虑停止 PE 治疗。

(2)血浆输注(plasma infusion,PI):当治疗过程中出现技术问题或血浆不足而无法实施 PE 时,PI 也可用于改善急性症状和指标,血浆输注治疗量为 10~20ml/kg,在治疗过程中应密切监测患儿的生命体征。

2. 药物治疗

(1)糖皮质激素及免疫抑制剂:aHUS 患儿抗 CFH 的自身抗体阳性,选用口服糖皮质激素和免疫抑制剂联合 PE 治疗效果更稳定,免疫抑制剂一般选用环磷酰胺及霉酚酸酯,国内外就激素及免疫抑制剂的剂量及应用时间尚无统一标准。

(2)C5 单克隆抗体:依库珠单抗(eculizumab)是一种人源化的单克隆抗 C5 抗体,它能抑制 C5 对 C5a 和 C5b 的切割,最终阻止膜攻击复合物的形成,有效改善补体异常调节,并可减少炎症、内皮损伤、血栓形成和肾脏损伤。指南建议,临床诊断为 aHUS 后,如果药物可以获得,可作为初始治疗,通常推荐终身依库珠单抗治疗,特别是对于具有 *CFH* 突变的肾移植受者和肾小球滤过率大于 $20\text{ml}/(\text{min} \cdot 1.73\text{m}^2)$ 的患儿,但国内外均未就其缓解后的停药时机达成专家共识。

3. 手术治疗　由于肝脏是产生 CFH、CFI、CFB 和 C3 的主要器官,因此可将肝移植、离体肝移植或肝肾联合移植作为补体替代途径特异性突变患儿的治疗选择。然而,aHUS 患儿肝移植的最佳时机仍不确定。肾移植本身不能治愈 aHUS,但可以起到肾替代治疗的作用。然而,在缺乏明确的遗传原因和适当治疗的情况下,aHUS 可能在移植肾中复发。肾移植术后早期 aHUS 总复发率为 60%。对于移植术后复发,建议采用预防血浆疗法。最近,依库珠单抗也被推荐用于预防移植术后复发。

4. 综合治疗 对于 aHUS 患儿的一般临床症状及并发症可采取综合治疗,包括纠正水电解质紊乱、利尿、降压、输血纠正贫血、补充营养等治疗。

病例 14

1. 病情简介 患儿,男,9 个月 20 天,以"肉眼血尿伴尿量减少 1 天,面色苍黄半天"入院。1 天前患儿出现肉眼血尿,为全程茶色尿,每次小便均为肉眼血尿,无血凝块,无尿频及小便时哭闹,无发热,伴尿量减少,24 小时尿量约 100ml,伴双下肢水肿,无恶心、呕吐,无腹泻,无鼻出血、齿龈活动性出血,无出血点,并于入院前半天出现面色苍黄,伴轻度烦躁不安及精神、食纳差,遂于西安市儿童医院就诊。

2. 实验室检查 治疗前血常规示血红蛋白 71.2g/L(参考值 120.0~140.0g/L),提示中度贫血,血小板计数 56×10^9/L(参考值 $125 \sim 350 \times 10^9$/L),肾功能示尿素 26.45mmol/L(参考值 1.80~6.00mmol/L),肌酐 114μmol/L(参考值 18.0~35.0μmol/L),提示肾功能不全;尿液分析示隐血(+++)、蛋白质(++++)。入院 1 周行骨髓穿刺术,结果回报骨髓增生明显活跃,粒系占 56.50%,原始以下各阶段细胞均见,以杆状核为主,红系占 28%,原始以下各阶段细胞均见,以晚幼红为主,符合增生性贫血骨髓象（图 13-1），为溶血性贫血骨髓象表现之一。

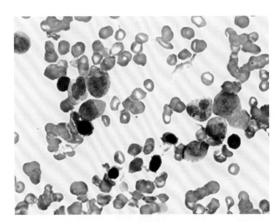

图 13-1 骨髓穿刺示增生性贫血，粒系增生活跃，
成熟红细胞轻度大小不等（油镜，100×10 倍）

3. 遗传学检测 全外显子组的基因测序结果显示，患儿 *C3* 基因发生 c.3125G>T（p.R1042L）变异，经 Sanger 测序验证，该患儿父母均未携带该变异，提示可能为新发变异。该变异为文献和数据库报道的与溶血性尿毒症相关的致病性突变。依据 ACMG 指南，该变异为疑似致病性变异。根据患儿临床表现（蛋白尿、血尿、血小板减少、微血管病性溶血性贫血、血尿素氮、肌酐增高等）及基因结果，诊断为非典型溶血尿毒症综合征。

4. 治疗经过 入院后给予抗感染，水溶性维生素支持，输注新鲜冰冻血浆，洗涤红细胞，静注人免疫球蛋白等对症支持治疗。于住院两周行血浆置换治疗。入院 11 天患儿出现腹泻后再次发热，经阿莫西林克拉维酸钾抗感染，输注新鲜冰冻血浆支持治疗，体温降至正常，腹泻好转。复查血常规示血红蛋白 78g/L,血小板计数 $187×10^9$/L,复查肾功能、电解质无明显异常。评估无禁忌证,给予口服足量泼尼松抑制免疫,钙剂治疗,病情好转出院。出院后遵嘱口服泼尼松片,肾脏科门诊规律随访治疗。

（包　瑛　李　欢　成艳辉　杨　颖）

参考文献

1. FORMECKC, Swiatecka-Urban A. Extra-renal manifestations of atypical hemolyticuremic syndrome. Pediatr Nephrol, 2019, 34 (8): 1337-1348.

2. MELE C, REMUZZI G, NORIS M. Hemolytic uremic syndrome. Semin Immunopathol, 2014, 36 (4): 399-420.

3. YOSHIDA Y, KATO H, IKEDA Y, et al. Pathogenesis of atypical hemolytic uremic syndrome. J Atheroscler Thromb, 2019, 26 (2): 99-110.

4. DIXON BP, GRUPPO RA. Atypical hemolytic uremic syndrome. Pediatr Clin North Am, 2018, 65 (3): 509-525.

5. TSAI HM. A mechanistic approach to the diagnosis and management of atypical hemolytic uremic syndrome. Transfus Med Rev, 2014, 28 (4): 187-197.

6. KATO H, NANGAKU M, HATAYA H, et al. Joint Committee for the Revision of Clinical Guides of A typical Hemolytic Uremic Syndrome in Japan. Clinical guides for atypical hemolytic uremic syndrome in Japan. Clin Exp Nephrol, 2016, 20 (4): 536-543.

7. ARICETA G, BESBAS N, JOHNSON S, et al. European Paediatric Study Group for HUS. Guideline for the investigation and initial therapy of diarrhea-negative hemolytic uremic syndrome. Pediatr Nephrol, 2009, 24 (4): 687-696.

8. FREMEAUX-BACCHI V, FAKHOURI F, GARNIER A, et al. Genetics and outcome of atypical hemolytic uremic syndrome: a nationwide

French series comparing children and adults. Clin J Am Soc Nephrol, 2013, 8 (4): 554-562.

9. KIM SH, KIM HY, KIM SY. Atypical hemolytic uremic syndrome and eculizumab therapy in children. Korean J Pediatr, 2018, 61 (2): 37-42.

第十四章

枫糖尿症

【概述】

枫糖尿症（maple syrup urine disease，MSUD）是由于支链酮酸脱氢酶复合体（branched-chain α-ketoacid dehydrogenase complex，BCKAD）缺乏导致支链氨基酸（branched-chain amino acids，BCAA）包括亮氨酸、异亮氨酸和缬氨酸及其各自的酮酸在组织中的积累，患者的尿、汗和耵聍中有特殊的枫糖浆味，因而得名，属于常染色体隐性遗传病。新生儿发病率约为 1:185 000，若不及时治疗可导致癫痫发作、昏迷、甚至死亡，是一种严重的罕见遗传代谢病。

【病因】

BCKAD 主要由 3 个催化元件：支链酮酸脱氢酶异聚体（E_1）、二氢硫辛酰胺支链酰基转移酶（E_2）和二氢硫辛酰胺脱氢酶（E_3）及特异性调节蛋白如激酶及磷酸酶等组成，其中 E_1 由 $E_1α$、$E_1β$ 两个亚基组成。$E_1α$、$E_1β$、E_2、E_3 四个亚单位分别由 *BCKDHA*、*BCKDHB*、*DBT*、*DLD* 基因编码。经典型、间歇型和轻（或中间）型 MSUD 是由于 $E_1α$、$E_1β$ 或 E_2 亚单位编码基因 *BCKDHA*、*BCKDHB*、*DBT* 基因突变引起，硫胺有效型 MSUD 由 E_2 亚单位 *DBT* 基因突变，E_3 亚

单位缺陷型是 E_3 亚单位 *DLD* 基因突变引起。BCKAD 缺乏可导致 3 种氨基酸,即亮氨酸、异亮氨酸、缬氨酸及其转氨基所形成的支链酮酸异常增高,产生严重的全身代谢异常。

【临床表现】

临床主要症状包括酮症酸中毒、低血糖、角弓反张、喂养困难、呼吸暂停、共济失调、惊厥、昏迷、精神运动延迟和智力低下。临床分为经典型、间歇型、轻(或中间)型、硫胺有效型和二氢硫辛酰胺酶基脱氢酶(E_3)缺陷型。

1. 经典型(新生儿型 MSUD) MSUD 中最常见、最严重的类型,常在生后 1 周内发病,常表现为嗜睡、不宁、呕吐、喂养困难、体重下降、惊厥、肌张力低下和过高交替出现、昏迷、前囟饱满、代谢性酸中毒等,尿中有特异的焦糖气味。部分患儿可有低血糖症。

2. 间歇型 患儿早期发育正常,约从生后 10 个月至 2 岁出现与经典型相似的临床表现,症状较轻,但易在手术、感染、摄入高蛋白饮食和频繁呕吐等因素下诱发。发作时出现嗜睡、共济失调、行为改变、步态不稳、急性酮症酸中毒,重症可有惊厥、昏迷甚至死亡。发作间期血、尿生化检查正常,少数有智力低下。

3. 轻(或中间)型 神经系统症状较轻,新生儿期可无症状,婴儿期可表现为喂养困难、生长缓慢、智能落后,常因感染等应激状态时出现惊厥、代谢性酸中毒。对大剂量维生素 B_1 治疗有反应。

4. 硫胺有效型 临床表现与中间型患儿相似,使用维生素 B_1 治疗后临床症状明显好转,血、尿生化改变恢复正常。

5. 二氢硫辛酰胺脱氢酶(E3)缺乏型 较罕见,一般在出生数月发病,逐渐出现肌张力低下、运动障碍、发育迟滞等进行性神经系统症状,常伴有乳酸酸中毒,血中乳酸、丙酮酸增高。本型患儿限制蛋白和脂肪摄入或应用大剂量维生素 B_1 等治疗均无效。

【诊断】

1. 新生儿遗传代谢病筛查 新生儿出生 24 小时血总亮氨酸超过 340μmol/L 或异亮氨酸>5μmol/L 对于诊断该病具有高度敏感性及特异性,可进一步行尿气相色谱 - 质谱检测患者尿中亮氨酸、异亮氨酸和缬氨酸的代谢产物。特别是不参与体内蛋白质合成的别异亮氨酸浓度升高>5μmol/L 更具有诊断意义。

2. 血 BCKAD 的活性 大多经典型 MSUD 患者BCKAD 的活性仅为正常人的 0~2%,间歇型患者 BCKAD 的活性仅为正常人的 3%~8%,中间型患者 BCKAD 的活性仅为正常人的 8%~15%。

3. 基因诊断 高危人群可行产前基因检测,部分患儿早期血尿筛查为阴性,进行包含 *BCKDHA*、*BCKDHB*、*DBT* 及 *DLD* 基因的测序,明确致病基因。

【治疗】

1. 长期饮食控制 重点控制亮氨酸血症,血亮氨酸浓度控制为 150~300μmol/L,给予低支链氨基酸饮食,以使血中支链氨基酸浓度能维持在正常范围。

2. 急性代谢危象治疗 积极处理感染等导致分解代谢的应激状态,提供足够能量保证患儿组织蛋白质合成,维持水电解质平衡,防治脑水肿等并发症。①腹膜或血液透析,以快速去除体内蓄积的 BCAA 和支链 Q- 酮酸（branched-chain keto acid，BCKA）；②全静脉营养：可用去除支链氨基酸的标准全静脉营养液；③应用胰岛素 0.3~0.4U/kg 和葡萄糖 26g/（kg·d），治疗需持续数日，以使血中支链氨基酸及其酮酸保持在低水平；④甘露醇及利尿剂减轻脑水肿，维持血钠水平为 138~145mmol/L，血浆渗透压为 290~300mmol/L；⑤给予左旋肉碱促进毒性有机酸代谢产物排出。

3. 药物治疗　苯丁酸钠可降低 MSUD 患者的支链氨基酸及其衍生酮酸水平。

4. 肝移植及细胞移植　由于肝脏在氨基酸代谢和 BCKAD 活性调节过程中起着重要作用，故可通过肝移植治疗 MSUD。但肝移植患者将终身服用免疫抑制剂，同时肝源短缺也使得肝移植治疗 MSUD 的可行性受到限制。人类胎盘干细胞在治疗 MSUD 方面具有潜能。

病例 15

1. 病情简介　患儿，女，9 天，系第 2 胎第 2 产，胎龄 38^{+4} 周，单胎，因"高龄产妇"行剖宫产术，无胎儿窘迫及生后窒息史。无胎膜早破，羊水无污染，否认胎盘及脐带异常，Apgar 评分 10 分。出生体重 3 100g，生后反应好，哭声大。生后 2 小时开奶，24 小时内排胎粪。生后第 3 天出现面部、躯干部、四肢皮肤黄染，经皮胆红素最高为 13mg/dl。生后 6 天患儿无明显诱因出现哭闹不安，不易安抚（夜间为著），无吐奶、呛奶，无发热、抽搐及烦躁，无咳嗽及腹胀、腹泻。生后 7 天患儿吃奶欠佳，哭闹加重。自发病以来，患儿神志清楚，母乳喂养，奶量较前减少，奶量由 30~45ml/ 次，每 3 小时一次，减至 10~20ml/ 次，每 3~4 小时一次，排黄糊状大便，4~5 次 /d，小便正常。否认家族遗传病史。

2. 体格检查　体温 36.8℃,呼吸 45 次 /min,脉搏 136 次 / min,血压 72/40mmHg。体重 2 950g。发育正常,营养中等,神志清楚,精神反应欠佳,易激惹,安静时肢体活动少,刺激后有阵发性哭闹,伴有四肢伸直、伸肌张力升高,双上肢伸直内旋,吃奶欠佳,尿液有枫糖浆味。颜面、躯干皮肤轻度黄染,经皮测胆 8.2~7.4mg/dl。全身皮肤未见出血点、皮疹。头颅外形正常,前囟平软。呼吸节律齐,听诊双肺呼吸音清。心律齐,心音有力,各瓣膜听诊区未闻及杂音。腹平坦,腹壁柔软,未触及包块,肝脾肋下未触及,肠鸣音正常。肢体温暖,四肢活动正常。神经系统查体:围巾征阳性,前臂及下肢弹回慢,腘角大于 90°,竖颈征 1 秒,握持反射、牵拉反射、支持反射、拥抱反射、吸吮反射、自动踏步反射均减弱,安静休息时双上肢肌张力稍低,下肢肌张力正常,刺激后伸肌张力升高。

3. 实验室检查　入院时血气分析提示有代谢性酸中毒;血清各类氨基酸测定:亮氨酸 1 787.996μmol/L、缬氨酸 502.354μmol/L,均显著升高,提示枫糖尿症。

4. 辅助检查

(1)头颅 MRI:半卵圆中心、侧脑室旁、基底节区丘脑、脑干、小脑在 T_2WI 及 DWI 上对称性高信号影(图 14-1A~L)。

(2)头颅彩超:双侧脑室旁脑白质回声增强。

(3)脑电图:①睡醒期可见稍多量多灶性低 - 中波幅棘波、尖波发放,各导可见稍多量低波幅快节律,有时复合在低波幅 δ 波上;②睡眠期可见广泛性中 - 高波幅慢波夹杂棘波、尖波、棘慢。

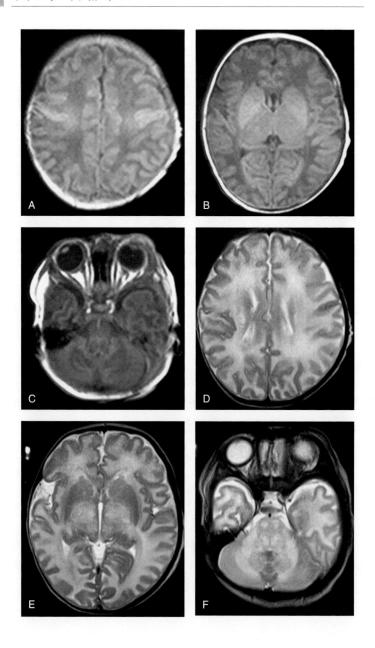

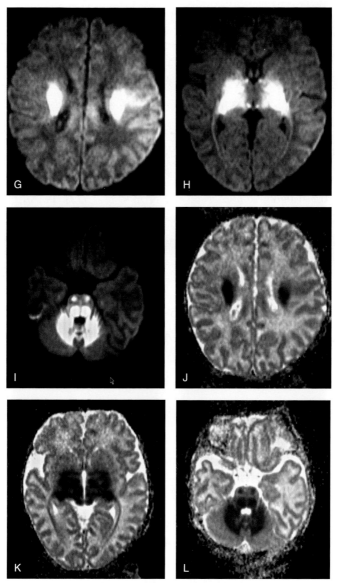

图 14-1　患儿颅脑 MRI 表现

A~C:头部 MRI T_1 相;D~F:头部 MRI T_2 相;

G~I:头部 MRI DWI 相;J~L:头部 MRI FLAIR 相

5. 遗传学检测 在本例患儿全外显子组的测序数据中发现了 DBT 基因 c.1359_1360delAG（p.R453Sfs*3）和 c.1126C>T（p.R376C）复合杂合变异，经 Sanger 测序验证，上述变异分别遗传自父亲和母亲，符合常染色体隐性遗传，其中 c.1126C>T（p.R376C）变异已有相关文献报道与枫糖尿症相关，c.1359_1360delAG 还未见相关文献和数据库报道，依据 ACMG 指南，上述变异均为疑似致病性变异。

6. 治疗经过 补充维生素 B_1、左卡尼汀，限制天然蛋白质 0.5~1.0g/kg 奶粉及枫糖尿症专用奶粉。治疗 14 天，患儿神志清楚，精神稍委靡，反应一般，无呻吟。安静时肢体活动少，激惹明显减轻，刺激后有阵发性哭闹、伴有四肢伸直、伸肌张力升高较前减轻，吃奶欠佳，可完成医嘱奶量 30ml/ 次，3 小时 1 次。原始反射减弱。安静时四肢肌张力低下。出院后继续予限制天然蛋白质 0.5~1.0g/kg 奶粉和枫糖尿症专用氨基酸奶粉喂养，口服维生素 AD,1 粒 /d,继续口服维生素 B_1 25mg/ 次,2 次 /d。左卡尼丁口服液 2ml/ 次,1 次 /d。动态复查血氨、血乳酸、血气分析、尿液分析、尿有机酸分析、血氨基酸测定。

（赵玉娟 杨 颖）

参考文献

1. MESCKA CP, ROSA AP, SCHIRMBECK G, et al. L-carnitine prevents oxidativestress in the brains of rats subjected to a chemically induced chronic model of MSUD. Mol Neurobiol, 2016, 53 (9): 6007-6017.

2. BLACKBURN PR, GASS JM, VAIRO FPE, et al. Maple syrup urine disease: mechanisms and management. Appl Clin Genet, 2017, 10: 57-66.

3. 江载芳, 申昆玲, 沈颖 . 诸福棠实用儿科学 . 8 版 . 北京 : 人民卫生出版社 , 2015: 2272-2275.

4. HARRIS-HAMAN P, BROWN L, MASSEY S, et al. Implications of maple syrup urine disease in newborns. NursWomens Health, 2017, 21 (3): 196-206.

第十五章

肝豆状核变性

【概述】

肝豆状核变性(hepatolenticular degeneration),又称威尔逊病(Wilson disease,WD),是一种以铜代谢障碍为特征的常染色体单基因隐性遗传疾病,病变主要累及肝、脑、肾和角膜等部位,引起进行性加重的肝硬化、基底节损害、肾脏损害及角膜色素环等。临床表现多样,好发于儿童及青少年,全世界范围内患病率为1∶30 000,发病率为15∶1 000 000~25∶1 000 000,*ATP7B*基因突变携带率为1∶90,目前国内缺乏WD患病率的调查数据。

【病因】

*ATP7B*基因是目前已知唯一的WD致病基因,*ATP7B*基因突变可引起编码蛋白ATP7B的构象改变、表达减少及定位异常等,导致转运铜功能的减弱或缺失,引起铜在肝、脑等部位的沉积。其突变位点及类型复杂,不同人种的热点突变不同,有明显种族及地区差别。*ATP7B*基因以错义突变为主,欧洲人以p.Hisl069Gln突变为主,亚洲人最常见的突变为p.Ar9778Leu,目前人类基因突变数据库已收录780种*ATP7B*基因突变。

【临床表现】

WD 儿童多以肝受累为首发表现,从无症状的转氨酶升高至暴发性肝衰竭等不同表现,神经和精神方面的症状很少:最初症状常轻微,无特异性,包括行为改变、学习成绩下降,精细及手眼协调活动能力降低等,逐渐出现神经系统特征性以锥体外系症状为主。震颤是 WD 患者最常见的神经系统症状之一。肾受累可表现为血尿、蛋白尿、微量蛋白尿等。血液系统受累可表现为溶血性贫血、肝硬化、脾功能亢进致血液三系下降、凝血功能异常等。其他还包括骨关节、心脏、内分泌和生殖系统病变等。发病年龄多为 3~60 岁,发病年龄最小的病例是 8 个月肝酶升高的男孩。

【诊断】

1. 基因诊断标准　*ATP7B* 基因突变检测到明确 2 个等位基因致病突变位点。

2. 临床诊断标准　①肝病表现和 / 或锥体外系表现;②血清铜蓝蛋白低于 0.2g/L 和 / 或肝铜水平升高(24 小时尿铜>100g,儿童 24 小时尿铜>40g);③ K-F 环阳性。目前,WD 主要依据欧洲儿童肝豆状核变性诊疗推荐意见进行诊断(表 15-1)。

【治疗】

1. 低铜饮食　严格限制含铜高的饮食(如内脏、坚果、贝类、巧克力、蘑菇类)。

2. 药物治疗　早期、个体化终身服药治疗。常用药物包括两大类:①铜螯合剂,如 D- 青霉胺、曲恩汀、二巯丁二酸胶囊、二巯丁二酸钠注射液。D- 青霉胺为首选一线治疗药物,适用于所有临床类型的肝豆状核变性。②金属硫蛋白诱导剂:主要为锌剂包括硫酸锌、葡萄糖酸锌、醋酸锌等。用于有症状的肝豆状核变性患者的维持期治疗,同时也可作为无症状患儿的一线用药。

表 15-1　肝豆状核变性评分系统表

评分	-1	0	1	2	4
K-F 环		无		有	
神经症状(或典型的头颅 MRI 表现)		无		有	
Coombs 阴性的溶血(+)血清铜升高		无	有		
尿铜		正常	1~2ULN	>2ULN 或者正常尿铜的患者,青霉胺排铜试验 1 天后>5ULN	
肝铜定量	正常		<250μg/g	>250μg/g	
罗丹宁染色阳性肝细胞(仅限于无法行肝铜定量时)		无	有		
血清铜蓝蛋白		>0.2g/L	0.1~0.2g/L	<0.1g/L	
基因突变分析		无	1		2

注:0~1 分为不可能;2~3 分为可能;≥4 分为很可能

3. 肝移植　出现急性肝衰竭、失代偿性肝硬化、药物治疗无效和难以控制的神经系统症状时,可考虑肝移植。

4. 其他治疗　干细胞的细胞、基因治疗是目前的研究热点,其根本目的是恢复 ATP7B 介导的肝胆管排泄铜的功能,可能是 WD 最理想的根治方法。

5. 对症治疗　对于出现了神经、血液等系统症状的患者,可分别给予对症治疗。

病例 16

1. 病情简介　患儿,男,6 岁 3 个月,发现乏力、腹胀伴肝功能异常 1 个月。患儿外公 31 岁时因"肝豆状核变性"去世。

2. 实验室检查　谷丙转氨酶 328U/L,谷草转氨酶 201U//L,凝血酶原时间 24.70 秒,国际纤维化比值 2.4,凝血酶原活动度 35.00%,纤维蛋白原 1.10,甲胎蛋白 AFP 31.98ng/ml,24 小时尿铜 1 183.40μg/24h,铜蓝蛋白 0.04g/L。

3. 辅助检查　角膜 K-F 环阳性。腹部彩超提示肝硬化,脾大,胆囊继发改变,壁毛躁,增厚,腹水 65mm,肝组织弹性模量值约 18kpa。血管彩超考虑为食管胃底静脉曲张。头颅 MRI 未见异常。

4. 遗传学检测　基因检测结果显示 *ATP7B* 基因上存在 c.2333G>T(p.R778L) 和 c.2975C>T(p.P992L) 杂合变异,经 Sanger 测序验证,其父亲携带 c.2333G>T 变异,母亲携带 c.2975C>T 杂合变异,符合常染色体隐性遗传规律。c.2333G>T 和 c.2975C>T 变异均是文献和数据库记录的与肝豆状核变性相关的致病性变异。依据 ACMG 指南,上述变异均为疑似致病性变异。明确诊断:①肝豆状核变性;②肝硬化并食管胃底静脉曲张;③肝衰竭;④低蛋白血症。

5. 治疗经过　给予低铜饮食,口服 D- 青霉胺驱铜,125mg/次,2 次 /d,饭前 1 小时或饭后 2 小时,口服维生素 B_6 片,每次 10mg,2 次 /d,口服葡萄糖酸锌片每次含元素锌 25mg,3 次 /d,阻止肠道对外源性铜的吸收,补充白蛋白、维生素 K_1 并给予复方甘草酸苷片保肝降酶治疗。嘱避免服用肝损害药物,患儿临床及生化指标较前下降,目前仍在治疗随访中(表 15-2)。

表 15-2　患儿随访结果

项目	正常值	19/02/07	19/3/05	19/04/07	19/06/02	19/9/26	19/12/02
谷丙转氨酶 /U·L^{-1}	4~35	321	98	60	59	96	42
谷草转氨酶 /U·L^{-1}	10~50	201	100	45	37	84	33
白蛋白 /g·L^{-1}	37~51	25.5	29.1	30.7	37.3	41.8	44.3
总胆汁酸 /μmol·L^{-1}	0~10	225.40	175.00	266.32	161.23	148.44	153.24
凝血酶原时间 / 秒	11~15	24.70	19.20	16.85	17.22	16.00	14.98
国际纤维化比值	0.8~1.2	2.4	1.92	1.87	1.5	1.4	1.3
凝血酶原活动度 /%	70~120	35.00	38.00	40.00	45.00	70.00	76.00
纤维蛋白原 /g·L^{-1}	2~4	0.90	1.34	1.45	1.54	1.83	1.93
铜蓝蛋白 /g·L^{-1}	0.16~0.45	0.01	0.02	0.02	0.03	0.04	0.07
24h 尿铜 /μg·24h^{-1}	10~60	1 183.40	538.60	499.75	300.00	237.00	263.69

（李亚绒　杨　颖）

参 考 文 献

1. LIN L, WANG D, DING N, et al. Hepatic manifestations in Wilson's disease: report of 110 cases. Hepatogastroenterology, 2015, 62 (139): 657-660.

2. LI WJ, CHEN C, YOU ZF, et al. Current drug managements of Wilson's disease: from west to east. Curr Neuropharmacol, 2016, 14 (4): 322-325.

3. MAK CM, LAM CW, TAM S, et al. Mutational analysis of 65 Wilson disease patients in Hong Kong Chinese: identification of 17 novel mutations and its genetic heterogeneity. J Hum Genet, 2008, 53 (1): 55-63.

4. CHENG N, WANG H, WU W, et al. Spectrum of ATP7B mutations and genotype-phenotype correlation in large-scale Chinese patients with Wilson Disease. Clin Genet, 2017, 92 (1): 69-79.

5. ABUDUXIKUER K, LI LT, QIU YL, et al. Wilson disease with hepaticpresentation in an eight-month-old boy. World J Gastroenterol, 2015, 21 (29): 8981-8984.

6. SOCHA P, JANCZYK W, DHAWAN A, et al. Wilson's disease in children: a position paper by the Hepatology Committee of the European Society for Paediatric Gastroenterology, Hepatology and Nutrition. J Pediatr Gastroenterol Nutr, 2018, 66 (2): 334-344.

7. LI WJ, CHEN C, YOU ZF, et al. Current drug managements of Wilson's disease: from west to east. Curr Neuropharmacol, 2016, 14 (4): 322-325.

第十六章

波伊茨-耶格综合征

【概述】

波伊茨-耶格综合征（Peutz-Jeghers syndrome，PJS）又称黑斑息肉综合征、家族性黏膜皮肤黑色素斑胃肠道息肉病，是一类少见的先天性常染色体显性遗传疾病，以胃肠道多发性息肉和黏膜黑斑为临床表现的综合征，其特征主要是口腔、嘴唇上黏膜色素斑，手和足的皮肤色素沉着，以及消化道错构瘤性息肉，并可导致严重的并发症，胃肠道和胃肠外恶性肿瘤的风险增加。PJS发病率低，为1:50 000~1:200 000。

【病因】

PJS病因尚不完全清晰，有家族性和散发性两种，本病多为家族性，目前主要认为PJS是由丝氨酸/苏氨酸激酶11（serine/threoninekinase11，STK11）或称肝激酶B1（liver kinase B1，LKB1）基因突变引起的遗传性癌症易感综合征，其直系亲属多患有PJS。与家族性PJS相比，散发性PJS很少有*STK11*突变，*STK11*基因启动子的甲基化是重要原因。PJS可导致胃肠道和胃肠外恶性肿瘤发生的风险增加。*STK11*突变后炎症程序激活，白细胞介素-11与跨膜受体重组蛋白130结合介导的蛋白酪氨酸激酶JAK/转录因子*STAT3*信号通路激活，使基质细胞的克隆性扩张,最终导致肿瘤的发生。另外,也有研究表明,胃肠外恶性肿瘤的发展如子宫内膜肿瘤和非小细胞肺癌的发生与 $p53$ 基因突变有关,其中 $p53$ 基因是通过增加 $STK11$ 启动子活性,$STK11$ 信使 RNA 和蛋白水平升高发挥作用的,一旦 $p53$ 基因缺失,$STK11$ 蛋白表达降低,从而下调腺苷 5′ 磷酸依赖的蛋白激酶通路,使生长抑制功能丧失,进而导致肿瘤的发生。

【临床表现】

PJS 可有不同的症状,大多数发病年龄为 20~30 岁,有 1/3 的患者发病年龄<10 岁。体征通常出现在儿童或青少年时期,有时也可在新生儿或成人时期首次诊断。PJS 主要以胃肠道多发性息肉和黏膜黑斑为临床表现,而胃肠道息肉为错构瘤性息肉,大部分出现在小肠,按患病率顺序依次为:空肠、回肠和十二指肠,其次是结肠和胃,胃肠道外(如鼻、支气管和膀胱)息肉也有少见报道,息肉大小不一,常有蒂,外观独特,常呈叶状或树状。

患儿常出现胃肠道症状,包括腹痛、直肠出血、贫血、肠梗阻和肠套叠等,可有相应的腹部体征,主要是由胃肠道错构瘤性息肉所致。有极少数 PJS 患儿以肛门脱出息肉为临床表现,这种现象在成人中极为罕见。PJS 可导致胃肠道和胃肠外恶性肿瘤发生的风险增加,如乳腺、结肠、直肠、胰腺、胃、小肠、肝脏、肺、睾丸、卵巢、子宫颈、子宫等。与 PJS 相关的最常见的恶性肿瘤是结直肠癌,其次是乳腺癌、小肠癌、胃癌和胰腺癌,一生累积的癌症风险高达 93%。也有报道 PJS 可导致阑尾类癌的发生风险增加。有研究观察到 PJS 患儿的癌症风险估计比一般人群高 9~18 倍。

有些患儿仅表现为皮肤黏膜色素沉着,被定义为不完全

PJS。皮肤黏膜色素沉着存在于95%的PJS患儿中,通常发生在10岁以前。皮肤黏膜色素主要以暗褐色或蓝褐色斑点形式出现,大小为1~5mm,青春期可能会褪色,主要堆积在嘴唇、口腔黏膜上,如颊黏膜、腭黏膜及鼻孔。据报道,手指、脚趾、手掌、脚底、肛门区域和肠黏膜等部位也可发生。

口腔病变出现在胃肠道症状之前,且病变严重程度可能反映了胃肠道表型的严重性,如果轻微的口腔病变在PJS的早期阶段被忽略,会出现误诊或延误治疗,有些患儿发现时已经发展成胃肠道肿瘤。PJS还可伴有胆汁性肝硬化,内分泌疾病包括性早熟、男性乳房发育、肾上腺皮质增生、垂体腺瘤及卵巢肿瘤等,也可出现相应的临床表现。

【诊断】

1. 基因诊断标准　目前推荐用于PJS患儿的明确诊断,可使PJS患儿 *STK11* 突变的检出率提高至60%以上。对于散发性的PJS患儿可行甲基化特异性聚合酶链式反应检测,可筛选出 *STK11* 启动子中5′侧翼区的 *CpG* 序列(*CpG* 岛)的甲基化。

2. 临床诊断标准　根据世界卫生组织的诊断标准,满足下列任何一项即可考虑诊断为PJS:①组织学证实的三个或更多的息肉;②任何有家族史的黑斑息肉;③典型可见的皮肤黏膜色素沉着症伴家族史;④任何数量的黑斑息肉和典型可见的黏膜皮肤色素沉着。符合临床标准的个体可在 *STK11*(*LKB1*)基因中进行生殖系突变的基因检测,以明确诊断,多可发现 *STK11* 基因突变,诊断准确率高。

【治疗】

及时监测和早期治疗是提高PJS患者生活质量的关键,

监测有两个主要目的:一个是发现巨大的胃肠道息肉,避免严重并发症的发生,另一个是早期发现癌症。*STK11* 突变的遗传筛查有助于高危人群的筛选和选择,通过常规的内镜观察结合基因检测有助于 *STK11* 基因突变家族中年轻 *STK11* 突变携带者的临床诊断和 PJS 的疾病控制,可早期发现肿瘤。对于有家族史的 PJS 患者进行产前基因检测和诊断,有助于产前计划生育。

对于家族史的人应在 8 岁时接受上消化道内镜检查和结肠镜检查,并定期随访,因在此前很少出现相关临床症状;如果在内镜检查中发现明显的息肉,应每 3 年复查一次;如果息肉未被检测到,则应在 18 岁时再次检查;如果症状出现,应尽早检查,然后每 3 年进行一次。双气囊小肠镜是小肠息肉的非手术性检查方法,也是手术切除的关键方法。在双气囊小肠镜的帮助下,小肠息肉在引起肠套叠和肠梗阻等并发症前可以被发现和切除,且可避免外科手术。儿童和青少年 PJS 的主要风险是胃肠道息肉的生长,而不是肿瘤的发生。当胃肠道息肉未引起严重并发症时,可考虑药物治疗。在 PJS 患者中,*STK11* 激酶的缺乏异常激活 mTOR 蛋白激酶,导致细胞过度生长和增殖。动物实验表明,mTOR 抑制剂雷帕霉素可显著降低 *LKBI* 突变小鼠的息肉负荷,提示雷帕霉素可能对 *STK11* 突变的患者具有一定疗效。但目前尚无充分的临床证据表明雷帕霉素可抑制 PJS 患者的息肉生长。手术切除可适当地用于巨大或有并发症的息肉,如肠梗阻、肠套叠或消化道出血的患者。手术治疗包括肠切除术和息肉切除术。一般建议切除>10mm 的肠息肉以预防小肠梗阻、肠套叠和出血。与手术切除相比,大息肉(>10mm)的内镜切除术更安全、有效、经济。然而,由于儿童,尤其是婴儿的肠道管腔小、肠壁薄,内镜下息肉切除术的穿孔风险高于成人。已有报道一例 9 个月大的婴儿因多发性肠息肉,行内镜下息肉切除术,在降结肠处切除一个 4cm×2cm 巨大息肉(>2cm)术后并发肠穿孔、气腹和脓毒血症。因此,术后应及时进行腹部检查、腹部 X 线及超声辅助检查,以早期发现并发症。如果早期发现出血和穿孔,脓毒症和其他并发症的风险就会降低。

病例 17

1. 病情简介 患儿,男,13 岁,"发现口唇黑斑 12 年、反复肠套叠 2 个月"入院,12 年前(1 岁)发现口唇黑斑,未在意,未予治疗。无便血、腹痛,生长发育正常。2 年前行胃镜检查提示胃内多发息肉,未予治疗。2 个月前无诱因出现呕吐,非喷射状,为胃内容物,含胆汁,无咖啡样物及鲜血,伴腹痛,脐周为著,当地就诊腹部超声考虑肠套叠,行空气灌肠治疗,套叠缓解,呕吐、腹痛消失。其后多次复查腹部超声提示肠套叠,但患儿无发热、呕吐及腹痛,无便血、面色苍白,为求进一步诊治住院。入院前腹部超声示中腹混合回声包块,考虑小肠息肉伴肠套叠。

2. 体格检查 发育正常,营养欠佳,体重 33kg,口唇、颊黏膜、四肢末端黑褐色色素斑。心肺未见异常。腹平坦,触软,左中腹可触及鸡蛋大小包块,无压痛,可活动,无腹肌紧张、压痛,肝脾肋下未及。

3. 个人史及家族史 患儿 1 岁逐渐出现口唇及四肢末端黑褐色色素斑(图 16-1、图 16-2),无手术史。患儿为第 1 胎第 1 产,足月顺产,生长发育同正常同龄儿。父母均体健,家族中无类似病史及其他遗传病史。

4. 遗传学检测 患儿进行消化系统疾病相关基因测序,发现 *STK11* 基因上 c.816c>A(p.Y272X)杂合变异,经 Sanger

测序验证,未在其父母基因组中检测出该变异,理论上为新发变异,但不排除父母生殖细胞嵌合体可能。该变异未见相关文献和数据库报道,依据ACMG指南,该变异为疑似致病性变异。

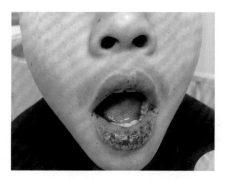

图 16-1　PJS 患儿口唇黑斑

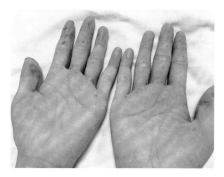

图 16-2　PJS 患儿手指黑斑

5. 治疗经过　入院后完善术前检查,给予气管插管全麻下经口＋经肛双气囊小肠镜检查＋多发息肉电凝切除术。

(1)经口小肠镜进镜250cm,退镜可见空肠距幽门150cm处大小约1.0cm×1.0cm隆起息肉,亚蒂;空肠距幽门100cm处巨大多头隆起性息肉,大小约5cm×5cm,广基,无鱼鳞样改变。胃窦、胃体、十二指肠数十个大小为 0.5~1.0cm 息肉，给予息肉基底注射水垫，内镜下分片黏膜切除，共切除胃及空肠约 8 枚息肉，最大息肉约 5cm×5cm（图 16-3），息肉创面较大，分别给予多枚一次性金属钛夹夹闭预防出血，术中无明显出血，考虑空肠巨大息肉切除后创面较大，术中留置空肠减压管，持续引流减压。

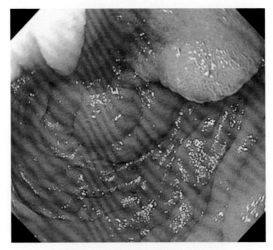

图 16-3　PJS 患儿空肠巨大息肉

（2）经肛双气囊小肠镜进镜入距回盲瓣 80cm，退镜发现距回盲瓣 40cm 处大小约 1.5cm×1.0cm 息肉，升结肠处大小约 3.0cm×3.0cm 息肉，横结肠处大小约 4cm×4cm 隆起性息肉，分别给予切除，钛夹夹闭残端预防出血，手术顺利。

（3）术中取出部分切除息肉行病理检查提示错构瘤性息肉，光镜所见黏膜腺体增生，平滑肌增生呈树枝状排列，间质淋巴细胞、嗜酸性粒细胞及浆细胞浸润（图 16-4）。

（4）术后给予卧床休息、预防感染、止血、静脉高营养等治疗，术后第 5 天开始进水、进食，以无渣流食为主，无发热、腹痛、便血,无呕吐腹胀,精神食纳可,术后第 10 天出院。

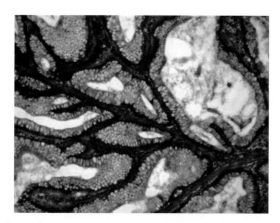

图 16-4　PJS 患儿息肉病理:错构瘤性息肉(HE,×20 倍)

6. 出院后医嘱　每半年复查一次胃肠道超声,血常规、粪常规 + 隐血,必要时进一步行小肠 CT 或胶囊内镜检查;每两年复查一次胃肠镜或双气囊小肠镜检查;30 岁以后超声或 CT 检查了解肝脏、胰腺等腹腔脏器情况;每年检查睾丸,了解生殖系统,尽早检出癌变组织,尽早治疗,长期随访,目前正在随访中。

(方 莹　任晓侠　高天娇　杨 颖)

参考文献

1. WANG Z, LIU S, LIU S, et al. Prenatal diagnosis in a hereditary Peutz-Jeghers syndrome family with high cancer risk. BMC Med Genet, 2018, 19 (1): 66.

2. ZHAO ZY, JIANG YL, LI BR, et al. Sanger sequencing in exonic regions of STK11 gene uncovers a novel de-novo germline mutation (c. 962_963delCC) associated with Peutz-Jeghers syndrome and elevated-

cancer risk: case report of a Chinese patient. BMC Med Genet, 2017, 18 (1): 130.

3. CHEN C, ZHANG X, WANG D, et al. Genetic Screening and Analysis of LKB1 Gene in Chinese Patients with Peutz-Jeghers Syndrome. Med Sci Monit, 2016, 22: 3628-3640.

4. CO NN, IGLESIAS D, CELESTINO J, et al. Loss of LKB1 in high-grade endometrial carcinoma: LKB1 is a novel transcriptional target of p53. Cancer, 2014, 120 (22): 3457-3468.

5. SHAH J, SUNKARA T, XIAO P, et al. Peutz-Jeghers syndrome presenting as colonic intussusception: a rare entity. Gastroenterology Res, 2018, 11 (2): 150-153.

第十七章

极长链酰基辅酶 A 脱氢酶缺乏症

【概述】

极长链酰基辅酶 A 脱氢酶缺乏症(very long chain acyl-CoA dehydrogenase deficiency,VLCADD)是一种极为罕见的常染色隐性遗传病,主要是由于线粒体内脂肪酸 β 氧化中的关键酶极长链酰基辅酶 A 脱氢酶(very long chain acyl-CoA dehydrogenase,VLCAD)先天缺陷所致。1993 年,由 Bertrand 等首次报道,欧美国家的发病率约为 1∶85 000,我国发病率尚不明确。由于 VLCADD 发病率极低,临床表现缺乏特异性,易被误诊为婴儿肝炎综合征、消化系统疾病等。

【病因】

VLCADD 致病基因为 *ACADVL*,该基因位于 17 号染色体 p13.1,长约 5.4kb,包含 20 个外显子,编码 655 个氨基酸前体蛋白。VLCADD 患儿中有 85%~93% 可以检测到 *ACADVL* 基因突变。目前已经报道 330 多种突变类型,错义突变为主要的突变类型。

VLCAD 是线粒体内脂肪酸 β 氧化中的关键酶,主要积聚在人体骨骼肌、心肌、肝脏和成纤维细胞等组织中,VLCAD 缺乏导致体内的长链脂肪酸氧化代谢障碍,不能提供能量,且中间代谢产物在骨骼肌、心肌、肝脏及成纤维细胞中积聚,对细胞产生毒性作用,导致一系列临床症状、体征及生化改变。

【临床表现】

VLCADD 早期临床表现缺乏特异性,根据临床表现及起病年龄的不同,分为 3 种表型。

1. 心肌病型　新生儿、婴儿期发病,主要表现为低酮症性低血糖、肝大、心肌酶异常升高、心肌病和心律失常等,起病凶险,病情重,死亡率极高。

2. 肝病型　婴儿晚期或幼儿期发病,主要表现为反复低血糖及低血酮,同时伴有肝功能异常,症状往往比较轻。

3. 肌病型　青少年及成人期起病,主要表现为运动、感染、饥饿后横纹肌溶解和肌红蛋白尿,可伴有肌无力、肌肉疼痛等,为迟发型,症状往往比较轻。

临床表现危重的患儿基因突变多为无义突变,突变导致极长链酰基辅酶 A 脱氢酶活性的完全丧失,引起心肌病变、肝脏损伤及代谢障碍,婴儿晚期及幼儿时期起病的基因突变类型多为错义突变或单个氨基酸缺失,由于酶活性部分丧失,且婴儿期活动量少,故症状相对轻微。

【诊断】

1. 基因诊断标准　检测到 *ACADVL* 基因突变位点。

2. 临床诊断标准　心肌病、肝大、肝功能异常、肌无力、低酮症性低血糖等。血氨基酸酰基肉碱分析中肉豆蔻烯酰基肉碱(C14∶1)升高,若 C14∶1 达 1μmol/L 以上时即可诊断,可伴有 C14∶1/C10、C14、C14∶2、C16、C18∶1 等多种长链酰基肉碱水平升高,游离肉碱水平降低。尿有机酸分析有时可见酮体水平低下及二羧酸尿症。检测患者的皮肤成纤维细胞、外周血淋巴细胞、心肌和骨骼肌细胞或组织 VLCAD 活性可明确诊断。

【治疗】

1. 改变生活方式　加强护理,避免感染、劳累及空腹,高碳水化合物和低脂饮食,限制长链脂肪酸的摄入,补充中链三酰甘油。

2. 药物治疗　对于补充肉碱的治疗一直存在争议,补充肉碱可以缓解 VLCADD 患者的心功能,短期可能促进酮体生成减少及低血糖的发生,但过多可能会对机体造成毒性作用,尤其是在运动后,需动态监测游离肉碱水平。有研究表明 PPAR 激动剂苯扎贝特可通过刺激 *ACADVL* 基因表达而增强 VLCAD 残余酶活性,提高迟发型 VLCADD 患儿皮肤成纤维细胞脂肪酸氧化能力。

病例 18

1. 病情简介　患儿,女,1 个月 4 天,系第 1 胎第 1 产,生后足跟血筛查异常就诊,血氨基酸碱基肉碱提示极长链脂肪酸 β 氧化代谢障碍,肉碱 - 酰基肉碱移位酶缺乏;尿有机酸分析:二羧酸尿症(辛二酸、癸二酸含量升高)。

2. 实验室检查　血常规大致正常。肝功能:总胆红素 49.6μmol/L、直接胆红素 18.6μmol/L,白蛋白 35g/L,谷丙转氨酶 37U/L、谷草转氨酶 86U/L。血脂:总胆固醇 2.85mmol/L、高密度脂蛋白 1.50μmol/L、低密度脂蛋白 0.91mmol/L,甘油三酯 0.76mmol/L。静脉血糖 4.43mmol/L。心肌酶:肌酸激酶同工酶 30U/L、肌酸激酶 106U/L、谷草转氨酶 77U/L。

3. 辅助检查　心电图:窦性心动过速,大致正常心电图。

心脏彩超示：心内结构未见异常。血氨基酸酰基肉碱分析：该标本中，各氨基酸含量未见明显异常。该标本中，C0、C2、C3、C4、C0/（C16 + C18）降低，C14、C14：1、C14：2、C16：1、C16：2、C18、C18：1、C14/C3、C14：1/C8：1、（C16+C18）/C2 升高，提示脂肪酸 β 氧化代谢障碍，由于肉碱棕榈酰转移酶 - Ⅱ 缺乏症、肉碱酰基肉碱移位酶缺乏症和极长链酰基辅酶 A 脱氢酶缺乏症等疾病的酰基肉碱谱特征类似，请结合临床表现及其他检查综合分析（表 17-1）。

表 17-1　血氨基酸酰基肉碱分析

血气相色谱	结果 /μmol·L^{-1}	参考区间
肉豆蔻酰肉碱（C14）	0.658	0.020~0.250
肉豆蔻烯酰肉碱（C14：1）	1.596	0.010~0.300
肉豆蔻二烯酰肉碱（C14：2）	0.369	0.000~0.200
棕榈烯酰肉碱（C16：1）	0.511	0.020~0.200
棕榈二烯酰肉碱（C16：2）	0.253	0.020~0.050
十八碳酰肉碱（C18）	1.676	0.200~1.200
十八碳烯酰肉碱（C18：1）	2.386	0.300~1.800
C14/C3	3.215	0.000~0.200
C14：1/C8：1	32.850	0.070~2.000
（C16+C18）/C2	1.446	0.060~0.250
游离肉碱（C0）	9.192	10.000~60.000
乙酰肉碱（C2）	3.024	6.000~30.000
丙酰肉碱（C3）	0.205	0.500~4.000
丁酰肉碱（C4）	0.046	0.060~0.500
C0/（C16+C18）	2.510	10.000~40.000

4. 遗传学检测　基因检测显示患儿 *ACADVL* 基因发生

了 c.623-2623-1delAG 和 c.738C>T（p.S246S）复合杂合变异；经 Sanger 测序验证显示受检者父亲携带 c.738C>T（p.S246S）杂合变异，母亲携带 c.623-2623-1delAG 杂合变异，符合常染色体隐性遗传规律。c.623-2623-1delAG 和 c.738C>T（p.S246S）均未见相关文献和数据库报道。依据 ACMG 评级指南，c.623-2623-1delAG 为疑似致病性变异，c.738C>T（p.S246S）变异为临床意义未明变异。

本例患儿经实验室检查被确诊为 VLCADD，无临床症状，但因年龄较小，病情尚不稳定。

5. 治疗经过　常规给予生活方式指导，避免空腹，给予富含中链脂肪酸的特殊奶粉和低脂饮食，尤其要限制长链脂肪酸的摄入，同时加强护理，避免感染及饥饿。补充左卡尼汀口服液治疗。随诊 2 个月患儿因反复低血糖、抽搐死亡。告知家长，携带致病突变的父母再生育时有 25% 的再发风险，产前基因诊断对于再次生育具有重要意义。

（汪治华　白改改）

参考文献

1. 张英娴，崔岩，陈永兴，等 . 极长链酰基辅酶 A 脱氢酶缺乏症一例临床及基因检测结果分析 . 中华内分泌代谢杂志，2016, 32 (4): 309-311.

2. LINDNER M, HOFFMANN GF, MATERN D. Newborn screening for disorders offatty-acid oxidation: experience and recommendations from an expert meeting. J Inherit Metab Dis, 2010, 33 (5): 521-526.

3. VELLEKOOP P, DIEKMAN EF, VAN TUIJL I, et al. Perioperative measures in very long chain acyl-CoA dehydrogenase deficiency. Mol Genet Metab, 2011, 103 (1): 96-97.

4. LAW LK, TANG NL, LAM CW, et al. Novel missense mutations in the

first Chinese patient with very-long-chain acyl-CoA dehydrogenase defi-ciency. Clin Chim Acta, 2007, 375 (1-2): 173-174.

5. EVANS M, ANDRESEN BS, NATION J, et al. VLCAD deficiency: Follow-up and outcome of patients diagnosed through newborn screening in Victoria. Mol Genet Metab, 2016, 118 (4): 282-287.

6. PENA LD, VAN CALCAR SC, HANSEN J, et al. IBEMC. Outcomes and genotype-phenotype correlations in 52 individuals with VLCAD deficiency diagnosed by NBS and enrolled in the IBEM-IS database. Mol Genet Metab, 2016, 118 (4): 272-281.

7. LIEBIG M, SCHYMIK I, MUELLER M, et al. Neonatal screening for very long-chain acyl-CoA dehydrogenase deficiency: enzymatic and molecular evaluation of neonates with elevated C14: 1-carnitine levels. Pediatrics, 2006, 118 (3): 1065-1069.

8. DJOUADI F, AUBEY F, SCHLEMMER D, et al. Bezafibrate increases very-long-chain acyl-CoA dehydrogenase protein and mRNA expression in deficient fibroblasts and is a potential therapy for fatty acidoxidation disorders. Hum Mol Genet, 2005, 14 (18): 2695-2703.

第十八章

脊髓性肌萎缩

【概述】

脊髓性肌萎缩（spinal muscular atrophy，SMA）是一种常染色体隐性遗传病，由脊髓前角的 α 运动神经元变性所致，部分可累及脑干运动神经核。临床主要表现为进行性、对称性肢体近端为主的肌张力低下、肌无力和躯干肌肉萎缩。患儿智力正常，感觉神经元不受累，没有锥体束或上运动神经元受累的迹象。肌电图显示为神经源性损伤改变，而血肌酸激酶正常或略升高。分子检测发现 SMN1 基因的双等位基因致病性变异即可诊断。可能在婴儿期、儿童期或青春期发病。活产儿发病率为 1：6 000~1：10 000，中国正常人群中 SMA 致病基因的携带率为 1：42。

【病因】

SMA 致病基因为运动神经元存活基因（survival motor neuron，SMN），定位于 5q11.2-q13.3。SMN 蛋白在全身组织普遍表达，是一个广泛表达的管家蛋白，也存在于神经肌肉接头突触后膜和横纹肌的 z 带区域。SMN 蛋白缺失会导致胚胎早期细胞大量凋亡，使肌动蛋白减少和运动神经元的生长障碍，从而导致 SMA。SMN 基因有两个高度同源的拷贝 SMN1

和 *SMN2*。*SMN1* 基因缺失或基因内突变造成 SMA 表型；*SMN2* 基因缺失并不造成 SMA 表型，但其拷贝数的多少与 SMA 表型的轻重呈负相关，*SMN2* 拷贝数越多，产生的 SMN 蛋白也越多，病情越轻。约 6% 的 SMA 患者为 *SMN1* 基因点突变所致，点突变的类型和分布与临床表型严重程度密切相关。突变类型主要有错义、移码、无义和剪接位点突变等。

【临床表现】

患儿临床表现差异性大，发病年龄可以从胎儿期开始，表现为胎动减少，也可发生在成年期。根据发病年龄、运动功能能力及病情进展速度，SMA 分为 4 种类型。

1. SMA Ⅰ型婴儿脊髓性肌萎缩，又称 Werding-Hoffmann 病，1/3 患儿在胎儿期就表现为胎动减少，出生时为松软儿。发病时间为出生后 6 个月内，平均发病年龄为生后 1 个月。主要表现为四肢无力，全身松软和肌张力低下。由于舌头、面部和咀嚼肌无力，多数患儿出现吸吮和吞咽困难，也可见舌肌萎缩和震颤。当累及肋间肌时，可出现呼吸困难和腹式呼吸，胸部呈钟型。下肢受累较上肢重，肢体近端受累较远端严重。严重躯体中轴部位肌无力可导致患儿无法控制头部运动，不会抬头或翻身，无法独自坐下。仰卧位时，呈蛙腿体位，即双下肢呈髋外展、膝屈曲。肌肉萎缩多不明显，也有一些患儿存在轻度关节畸形。患儿智力正常，腱反射消失，四肢感觉正常。患儿肌无力进行性加重，最终丧失所有的自主运动能力，鼻饲喂养，反复呼吸道感染可导致呼吸衰竭。超过 80% 的患儿在生后一年内死亡，只有极少数能活过 2 岁。

2. SMA Ⅱ型患儿往往生后 6 个月内发育正常，有正常的运动发育，可有从仰卧位到独立坐着的能力。随后出现运动发育停滞，症状通常出现在生后 18 个月内，表现为肢体近端为主的全身性肌无力和肌张力低下,且缓慢加重,最终导致运动发育明显落后于正常儿童。查体可见四肢无力及舌肌萎缩,50% 患儿可见手部震颤。患儿可以独坐,但始终不能独立行走。随着时间推移,出现脊柱侧弯,最终因严重的脊柱侧弯影响呼吸功能。早期可能会出现大关节挛缩。一般寿命在 10~20 岁,智力正常。

3. SMA Ⅲ 型又称 Kugellberg-Welander 病。1 岁前运动发育正常。起病时间为 2~7 岁或更晚,开始为步态异常,下肢近端肌肉无力,缓慢加重,早期可呈节段性分布。根据发病年龄,该病又可以分为Ⅲa 和Ⅲb 两个亚型,Ⅲa 型大多在 3 岁前发病,而Ⅲb 型在 3 岁后发病。Ⅲa 型患儿中有 50% 在 14 岁左右会失去独走的能力,伤残程度较Ⅲb 型患儿严重。预后相对较好,患者可以行走多年,后期可能出现脊柱变形。可以存活至中年,智力正常。

4. SMA Ⅳ 型又称成人型 SMA。大多数发病于 30~60 岁,表现为四肢近端无力,特别是肢带肌无力,病情进展较缓慢,寿命不受影响。

【诊断】

1. 临床诊断　SMA 患儿临床表现为肌张力明显低下,对称性、进行性近端肢体和躯干肌无力,下肢重于上肢,不累及面肌,但常伴有球部肌无力,无反射亢进、感觉缺失或智力障碍。有时可伴有肋间肌无力,但膈肌运动相对正常,进而导致矛盾呼吸。儿童期起病的患儿表现同上,会有肌张力低下、近端肢体肌无力的表现,但很少累及球部肌、呼吸肌。

2. 基因诊断　当患儿因典型临床症状被怀疑为 SMA 时,应首先考虑进行基因检测,基因检测结果明确的不再进行肌肉活检。约 96% 的 SMA 患者基因检测结果显示 *SMN1* 基因外显子 7、8 纯合缺失,或只存在外显子 7 纯合缺失。约有 2% 的患者 SMN1 两个等位基因中的一个出现了新发缺失。有 3%~4% 的病例,SMN1 一个等位基因缺失,而另一个则出现了其他类型的突变。

【治疗】

目前尚无特效治疗,主要为康复和对症支持治疗。心理治疗和社会支持对 SMA 患儿及其家庭也很重要,可以提高生命质量和延长生存期。各类型患儿的治疗策略有所不同,SMA Ⅰ 型患儿多存在吸吮与吞咽困难,通常需要鼻饲喂养。患儿自主呼吸困难,一旦发生呼吸道感染,积极给予抗生素治疗与呼吸道管理,慎用呼吸机,因患儿很可能发生呼吸机依赖,故应当严格掌握呼吸机辅助呼吸的适应证。SMA Ⅱ 型患儿容易发生脊柱侧弯与关节挛缩,应积极预防,可以早期给予特殊器械装置,协助脊柱支撑躯体重量。SMA Ⅲ 型和Ⅳ型患儿应鼓励行走。在体重快速增长时期(如青春期)或发生外伤时,给予器械装置如拐杖或特殊的靴子等,协助患儿保持行走能力。

Nusinersen(诺西那生钠注射液)是一种在 Ⅰ 型和 Ⅱ 型 SMA 中完成Ⅲ期临床试验的反义寡核苷酸药物,2016 年获得美国食品药品管理局和欧洲药品管理局的批准,用于治疗各型 SMA 患者,并已在多个国家投放上市,但由于是鞘内给药,因此要求医疗机构具备相应设施才能完成给药并实施有效的术后监测。

近年来,国外有关于神经干细胞治疗 SMA 的动物实验报道,在动物实验中发现移植的干细胞可移行至受损的神经元区域,部分已分化为神经元,下一步将逐步进入临床试验。另外,提升 SMN 蛋白水平的小分子药物或使用病毒载体的

SMN1 基因替代疗法,已进行临床试验并取得了初步疗效。所有这些方法无疑都将为脊髓性肌萎缩患儿带来新的治疗希望。

病例 19

1. 病情简介　患儿,男,2个月。系第2胎第2产,足月顺产,孕期检查胎动减少,父母及哥哥体健,非近亲结婚。生后哭声低弱,吸吮无力,腹式呼吸,肢体运动较少。生后多次患有肺炎,因肺炎再次入院。

2. 体格检查　入院时体格检查发现患儿双上肢肌力3级,双下肢肌力2级,四肢肌张力明显减低。

3. 实验室检查　肌酸激酶正常。肌电图显示神经源性损害。头颅及全脊髓MRI未见异常。

4. 遗传学检查　患儿*SMN1*基因外显子7和8同时存在纯合缺失。

5. 治疗　治疗后患儿肺部感染改善,但不能撤离呼吸机,家属自动要求出院,出院后死亡。

(楚建平　安　媛　郭张妍)

参考文献

1. SHENG-YUAN Z, XIONG F, CHEN YJ, et al. Molecular characterization of SMN copy number derived from carrier screening and from core families with SMA in a Chinese population. Eur J Hum Genet, 2010, 18 (9): 978-984.

2. MELDRUM C, SCOTT C, SWOBODA KJ. Spinal muscular atrophy genetic counseling access and genetic knowledge: parents' perspectives.

J Child Neurol, 2007, 22 (8): 1019-1026.

3. ACSADI G, LI X, MURPHY KJ, et al. Alpha-synuclein loss in spinal muscular atrophy. J Mol Neurosci, 2011, 43 (3): 275-283.

4. ALÍAS L, BERNAL S, FUENTES-PRIOR P, et al. Mutation update of spinal muscular atrophy in Spain: molecular characterization of 745 unrelated patients and identification of four novel mutations in the SMN1 gene. Hum Genet, 2009, 125 (1): 29-39.

5. MERCURI E, FINKEL RS, MUNTONI F, et al. SMA Care Group. Diagnosis and management of spinal muscular atrophy: Part 1: Recommendations for diagnosis, rehabilitation, orthopedic and nutritional care. Neuromuscul Disord, 2018, 28 (2): 103-115.

第十九章

甲基丙二酸血症

【概述】

甲基丙二酸血症/尿症（methylmalonic acidemia/aciduria，MMA）是由于甲基丙二酰辅酶 A 变位酶（methylmalonyl-CoA mutase，MCM）或辅酶腺苷钴胺素（adenosylcobalamin，adocbl，也即维生素 B_{12}）完全或部分缺乏，或甲基丙二酰差向异构酶（methylmalonyl-CoA epimerase）缺乏，使 L-甲基丙二酸不能转变为琥珀酸而在血中蓄积所致，属常染色体隐性遗传病，其发病率约为 1：50 000。

【病因】

MMA 主要致病基因包括 *MUT*、*MMAA*、*MMAB*、*MCEE* 和 *MMADHC*。MMA 可在新生儿早期发病，婴幼儿临床常表现为间歇出现的代谢异常征象，因感染和应激所诱发。

MMA 的发病机制是甲基丙二酰辅酶 A 变位酶或辅酶腺苷钴铵素完全或部分缺乏，或甲基丙二酰差向异构酶缺乏，使 L-甲基丙二酸不能转变为琥珀酸而在血中蓄积所致。

1. Mut 型 MMA　也称维生素 B_{12} 无反应型 MMA，进一步分为两个亚型：*mut* 亚型和 *mut* ̄ 亚型，主要原因为先天 MMA 功能缺陷所致。

2. cbl 型 MMA　也称为维生素 B_{12} 反应型 MMA,是由于调控合成腺苷钴胺素活性产物的基因缺陷所致。目前已经明确的突变类型有 7 种：即 *cblA*、*cblB*、*cblC*、*cblF*、*cblD*、*cblX* 和 *cblJ*。

【临床表现】

MMA 在新生儿期主要表现为淡漠、呕吐、肌张力低下、低体温、呼吸困难、严重代谢性酸中毒、高氨血症、中性粒细胞减少、血小板减少症等一系列非特异表现,如诊断治疗延误,严重者可导致死亡。

MMA 在新生儿期最常见的类型为维生素 B_{12} 无反应型,一般出生时正常,逐渐出现淡漠、呕吐、脱水、肝大、肌张力低下和脑病症状。cbl 型 MMA 多见于婴幼儿,新生儿期偶见发病。幼儿主要表现为厌食、肌张力低下、体格生长及神经系统发育落后、进食蛋白类食物后出现呕吐和神志淡漠。

【诊断】

1. 基因诊断标准　致病基因 *MUT*、*MMAA*、*MMAB*、*MCEE* 和 *MMADHC* 可检测到明确的突变位点。

2. 临床诊断标准　根据临床表现及血尿筛查结果,可见特征性的甲基丙二酸明显增高,如需明确酶缺陷类型,可做基因检测。

【治疗】

1. 新生儿筛查及发作预防　随着新生儿疾病筛查的持续推进,MMA 可在症状出现前确诊,为早期防治和减少神经系统伤残提供了有利条件。新生儿及婴儿期应使用不含异亮氨酸、缬氨酸、苏氨酸和蛋氨酸的特殊配方奶粉或蛋白粉。因饥饿可诱发 MMA 症状发作,应严格管理,同时避免感染和短期内摄入大量高蛋白饮食。

2. 急性期治疗　对重症 MMA 患儿应保证体液和内环境的稳定,积极纠正酸碱紊乱,控制感染,减少或限制蛋白质的摄入,保证碳水化合物的摄入及热量供应,减少机体分解代谢;严密监测血电解质及血氨水平,维持血气分析正常和出入量平衡。具体包括补充左旋肉碱,肌内注射维生素 B_{12},高热量饮食,应用抗生素减少肠道菌群产生丙酸等毒性产物。急性高氨血症患儿必要时可应用血液净化治疗以缓解神经系统症状。

3. 药物治疗　对于维生素 B_{12} 反应型 MMA 患儿,不必严格限制饮食中蛋白摄入,但对于维生素 B_{12} 无反应型 MMA 患儿,应以饮食治疗为主,蛋白总摄入量婴幼儿期应保证在每天 2.5~3.0g/kg,儿童每天 30~40g,不足部分可用特殊奶粉或蛋白粉补充。

4. 产前咨询　对存在 MMA 的高风险妊娠,可经羊膜腔穿刺获取胎儿细胞培养行酶学分析、特异性代谢产物测定和分子遗传学检测以确诊。

病例 20

1. 病情简介　患儿,4 天 10 小时,因"生后吃奶少、反应差 3 天"收住院。生后 1 天出现反应差、吃奶少。患儿系第 8 胎第 1 产,足月顺产,出生体重 2 550g,神志清,精神反应差,皮肤轻度黄染,呼吸平稳,心率 148 次/min,心音有力。

2. 实验室检查　血气分析提示:pH 7.43,$PaCO_2$ 40mmHg,PaO_2 80mmHg,HCO_3^- 25mmol/L,BE 2mmol/L,Lac 2.1mmol/L,血氨 109μmol/L。血白细胞总数 $4.73×10^9$/L,血红蛋白 143g/L,

血小板 $386 \times 10^9/L$。血筛查结果示甲基丙二酸、3-羟基丙酸含量明显升高,提示甲基丙二酸血症。尿筛查结果示 C3 含量升高,C3/C2 比值升高,提示甲基丙二酸血症。

3. 遗传学检测　患儿的全外显子组基因测序结果示其 *MUT* 基因发生了 c.1677-1G>A 和 c.1630_1631delGGinsTA(p.G544X)复合杂合变异。经 Sanger 测序验证,患儿父亲携带 c.1677-1G>A 杂合变异,母亲携带 c.1630_1631delGGinsTA 杂合变异,符合常染色体隐性遗传规律。上述两个变异位点均为文献和数据库报道的与甲基丙二酸血症相关的致病突变,依据 ACMG 评级指南,上述两个变异均为致病性变异。

4. 治疗经过　立即禁食,给予开放静脉通路,静脉滴注左卡尼汀,补充 B 族维生素、静脉营养保证充足热量摄入,防止机体分解代谢等对症支持处理,患儿精神反应逐渐好转。后改为甲基丙二酸特殊奶粉喂养,常规给予饮食指导,加强护理,防止感染和饥饿等诱发因素加剧症状。患儿现 10 月龄,体格生长及神经系统发育正常,目前仍在治疗随访中。

（刘建萍　杨　颖）

参考文献

1. ALFARES A, NUNEZ LD, AL-THIHLI K, et al. Combined malonic and methylmalonicaciduria: exome sequencing reveals mutations in the ACSF3 gene in patients with anon-classic phenotype. J Med Genet, 2011, 48 (9): 602-605.

2. 邵肖梅. 实用新生儿学. 5 版. 北京: 人民卫生出版社, 2019: 968.

3. BIKKER H, BAKKER HD, ABELING NG, et al. A homozygous nonsense mutation in themethylmalonyl-CoA epimerase gene (MCEE) results in mild methylmalonic aciduria. Hum Mutat, 2006, 27 (7):

640-643.

4. CHACE DH, DIPERNA JC, KALAS TA, et al. Rapid diagnosis of methylmalonic and propionic acidemias: quantitative tandem mass spectrometricanalysis of propionylcarnitine in filter-paper blood specimens obtained from newborns. Clin Chem, 2001, 47 (11): 2040-2044.

5. MINET JC, BISSÉ E, AEBISCHER CP, et al. Assessment of vitamin B-12, folate, and vitamin B-6 status and relation to sulfur amino acidmetabolism in neonates. Am J Clin Nutr, 2000, 72 (3): 751-757.

6. PETERS HL, NEFEDOV M, LEE LW, et al. Molecular studies in mutase-deficient (MUT) methylmalonic aciduria: identification of five novel mutations. Hum Mutat, 2002, 20 (5): 406.

7. ACQUAVIVA C, BENOIST JF, PEREIRA S, et al. Molecular basis of methylmalonyl-CoA mutase apoenzyme defect in 40 European patients affected by mut (o) and mut-forms of methylmalonic acidemia: identification of 29 novel mutations in the MUT gene. Hum Mutat, 2005, 25 (2): 167-176.

第二十章

假肥大性肌营养不良

【概述】

假肥大性肌营养不良是一组由抗肌萎缩蛋白基因突变导致的 X 连锁隐性遗传病。临床以进行性肌无力,腓肠肌假性肥大及血清肌酸激酶显著升高为特征。患儿绝大多数为男性,女性罕见。进行性假肥大性肌营养不良(Duchenne muscular dystrophy,DMD)是假肥大性肌营养不良最常见、预后最差的一个类型。活产新生婴儿的发病率为 $1:3\,802\sim$ $1:6\,291$。贝克肌营养不良(Becker muscular dystrophy,BMD)是假肥大性肌营养不良较轻的一种临床表型,活产男性新生婴儿的发病率为 $1:12\,000$。

【病因】

致病基因 *DMD* 定位于 Xp21.2~p21.1,是人类已知最大的核基因,全长 2.4~3.0Mb,含 79 个外显子,编码含有 3 685 个氨基酸、分子量为 427kD 的抗肌萎缩蛋白。抗肌萎缩蛋白定位于骨骼肌的肌纤维膜(质膜),是肌纤维膜细胞骨架的主要成分,维持肌纤维完整性和抗牵拉功能。*DMD* 基因突变产生截短、不稳定的抗肌萎缩蛋白,导致细胞骨架破坏、肌纤维膜稳定性异常,从而引起肌纤维坏死、变性。

"阅读框架学说"目前常被认为是导致 DMD/BMD 不同临床表型的主要原因,基因突变破坏阅读框(框外突变),则产生截短且无功能的抗肌萎缩蛋白,导致严重的 DMD 表型;若突变未破坏阅读框,产生的蛋白则可能有部分功能,导致更温和的 BMD 表型。

目前发现约 1/3 的 *DMD* 基因致病突变为新发突变。致病突变类型中 65%~70% 为 *DMD* 基因单个或多个外显子缺失突变,约 6% 为外显子的重复突变,约 30% 为点突变。

【临床表现】

DMD 最显著的特征是进行性肌无力和自肢体近端逐渐进展为远端的肌肉萎缩。患儿一般 5 岁前起病,婴幼儿时期常有运动发育里程碑延迟,表现为独坐、独站、独走时间延迟。3~4 岁开始出现肢体无力的症状,表现为走路或跑步易跌倒、上下楼梯费力、蹲起困难、Gower 征阳性,即患儿从平卧位起来时,往往先翻身呈俯卧位,先抬头,以双手扶膝盖、大腿,缓慢直起躯干,站立。腓肠肌肥大、双膝腱反射减弱或消失。随着疾病进展逐渐出现举物困难,翼状肩,走路姿势异常,呈鸭步,腰椎前凸,跟腱及关节挛缩,常在 12 岁前丧失行走能力,需轮椅辅助,晚期常常合并心、肺、消化道、肾脏等多脏器功能障碍,多数患者最终在 30 岁前因心、肺功能衰竭或肺部感染而死亡。部分患儿合并语言发育延迟,学习障碍或认知障碍。

BMD 起病晚,病程长,病程进展相对缓慢,临床表型多样。部分患儿症状类似 DMD,但常在 5~20 岁发病,表现为四肢近端肌肉萎缩无力,下肢明显,也可波及上肢肩胛带肌,腓肠肌可见肥大,常合并心肌病,出现症状后 20 余年才不能行走,大多可存活至 40~50 岁;部分成年中期或晚期起病,仅轻微的肢体无力或仅限于股四头肌无力;部分患者表现为运动诱发的肌肉蛋白尿或活动后肌肉痉挛和肌痛症状,部分患者甚至仅表现为无症状的肌酶升高。

【诊断】

1. 临床诊断标准

(1)DMD:5 岁前发病,进行性对称性肢体无力,近端重于远端,并存在动作笨拙、步态异常、上下楼梯困难等症状,Gower 征阳性,腓肠肌假性肥大,常于 12 岁前丧失行走能力。

(2)BMD:起病晚,进展慢,临床表型谱广泛,常于 5 岁后发病,15~20 岁仍保留行走能力,重型症状表现类似 DMD,进行性对称性肢体无力,近端重于远端,逐渐出现步态异常、腓肠肌肥大、不能行走、心肌病等症状;轻型分别可表现为活动后肌肉痉挛和肌痛、股四头肌无力、运动诱发肌肉蛋白尿甚至无临床症状。

2. 血清酶学 DMD 早期血清肌酸激酶水平显著升高,5岁之前肌酸激酶常为正常上限 50~200 倍,血清谷丙转氨酶、谷草转氨酶、乳酸脱氢酶水平也显著升高,不能独走时期肌酸激酶水平逐渐降低。BMD 与 DMD 基本相同,但血清肌酸激酶等升高水平较 DMD 略低。

3. 肌活检诊断标准

(1)DMD:光镜和电镜下疾病早期表现为非特异性肌营养不良改变,包括肌纤维坏死和再生,肌膜核内移,出现肌细胞萎缩与代偿性增大相嵌的典型表现。肥大肌细胞横纹肌消失,光镜下呈玻璃样变,坏死肌细胞出现空泡,絮样变性、颗粒变性和吞噬现象。疾病后期肌细胞间质内可见大量脂肪和结缔组织增生。免疫组化检查可见骨骼肌肌膜抗肌萎缩蛋白表达缺失。

(2)BMD:与 DMD 基本相同,但在光镜和电镜下肌纤维再生现象显著。免疫组化检查可见骨骼肌肌膜抗肌萎缩蛋白表达减少或部分缺失。

4. 基因诊断标准　男性患儿 *DMD* 基因的单个或多个外显子缺失、重复,小片段缺失或插入,单个核苷酸点突变。女性患儿除上述检测外,可增加 X 染色体随机失活实验。

【治疗】

对于 DMD 治疗目前仍无特异性方法,治疗的目的是控制症状和改善生活质量。

1. 糖皮质激素治疗　可明显改善肌肉力量和功能,延迟 DMD 进展。泼尼松和地夫可特是用于 DMD 治疗的两种主要药物。目前,美国神经病学学会(American Academy of Neurology,AAN)和我国专家共识均推荐患儿在早期运动功能下降前(多为 4~5 岁)开始治疗。开始日服泼尼松 0.75mg/kg 或地夫可特 0.9mg/kg。治疗期间需注意激素不良反应。若患儿不能耐受不良反应,降低每日剂量的 25%~33%,并于 1 个月内重新评估。行激素治疗前,应确认完成国家规定的各种疫苗的接种。

2. 基因治疗

(1)外显子跳跃疗法:通过反义寡核苷酸改变 mRNA 剪接方式,跳过 DMD 病人产生错误的外显子,恢复被破坏的阅读框架并产生缩短形式的肌营养不良蛋白。Eteplirsen 是一种磷酸二胺化吗啉寡聚体,2016 年 FDA 批准上市,用于治疗进行性假肥大性肌营养不良(DMD)外显子 51 跳跃这一亚型。约 13% 的 DMD 患者阅读框外缺失,可通过跳跃外显子 51 得以纠正,完成阅读框转录,产生截短的具有部分功能的抗肌萎缩蛋白。此外,外显子 53 跳跃的 Golodirsen 和外显子 45 跳跃的 Casimersen 已进行Ⅲ期临床双盲安慰剂对照研究,有望成为下一个 DMD 治疗药物。

(2)终止密码子通读:约 13% 的 DMD 患者为无义突变使终止密码子提前出现,导致核糖体合成缩短、无功能的抗肌萎缩蛋白。终止密码子通读类药物旨在跳过异常的终止密码子,获得全长蛋白的表达。Ataluren 是一种口服生物可利用的药物,2014 年 8 月,欧洲药品管理局批准上市许可,用于治疗 5 岁及以上的 DMD 基因无义突变的患者。

(3)其他新兴疗法:外源性微小抗肌萎缩蛋白基因替代、腺相关病毒介导的 micro/mini-dystrophin 基因替代治疗,CRISPR-Cas 系统介导的基因编辑治疗、干细胞移植、成肌细胞移植等治疗方法目前正在临床试验中,有望成为下一个新型治疗 DMD 靶向药物。

3. 饮食与活动　建议进食富含维生素 D 和钙的高氨基酸饮食,均衡营养,多晒太阳、预防过度肥胖,保持日常活动。可独走期进行规律的次极量有氧运动或活动,但应避免过度劳累;不能独走时期,适当活动肢体,预防失用性肌萎缩或危重症肌病的发生。

4. 康复治疗　康复治疗的关键是维持肌肉伸展性、预防关节挛缩,建议每周进行 4~6 次维持关节活动范围的康复治疗,包括主动拉伸、助动拉伸、被动拉伸和持久拉伸等综合干预。应用矫形器控制关节挛缩,维持行走能力,延迟脊柱侧弯。

5. 并发症治疗　DMD 患儿病程后期出现多系统受累表现,需多学科共同干预,延长患儿生存期,提高生活质量。定期对患儿骨骼肌功能及整体功能状态、心肺功能、骨与关节改变、消化道功能、生长发育状态、认知精神心理状态的随访评估。脊柱侧弯可给予矫形手术;呼吸衰竭给予呼吸支持,咳嗽无力而不能排痰给予气管切开;心功能不全给予血管紧张素转化酶抑制剂等治疗;胃食管反流给予质子泵抑制剂或 H_2 受体拮抗剂治疗,进食困难可留置胃管及胃造口等。

病例 21

1. 病情简介　患者,男,7 岁龄,3 岁出现双下肢乏力,于上楼时更明显,跑步较其他同龄儿缓慢,易摔跤,家长未予以特殊重视,5 岁患儿行走时逐渐出现脚尖着地,时有双下肢疼痛,走路左右摇摆,似"鸭步"。

2. 体格检查　双下肢腓肠肌肥大(图 20-1),Gower 征阳性(图 20-2)。

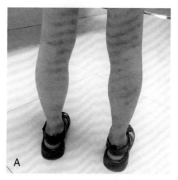
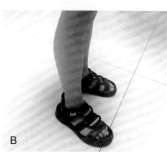

图 20-1　腓肠肌假性肥大

A. 背面;B. 侧面

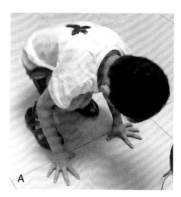
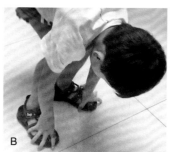

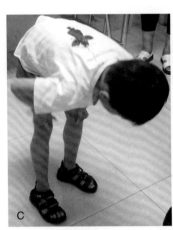
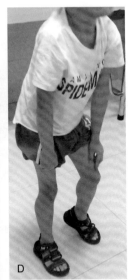

图 20-2　Gower 征表现

A~D. Gower 征连续动作

3. 实验室检查　肌酸激酶 11 191U/L，肌酸激酶同工酶 312U/L，乳酸脱氢酶 985U/L。

4. 家族史　追问家族史发现患儿 2 位舅舅及舅姥爷有相似症状，12 岁左右不能行走，需轮椅辅助，均于 20~30 岁去世。

5. 辅助检查　患儿行肌活检提示：肌纤维萎缩和肥大，部分肌纤维变性、坏死和增生，可见核内移及脂肪组织增生，免疫组化染色显示抗肌萎缩蛋白阴性（图 20-3）。

6. 遗传学检测　多重连接探针扩增技术（MLPA）的基因检测提示患儿 *DMD* 基因 49~50 外显子缺失，其母亲为 *DMD* 基因 49~50 外显子杂合缺失的携带者，符合 X 连锁隐性遗传规律。该变异为文献和 HGMD 数据库报道的与假肥大性肌营养不良相关的致病性变异。诊断为 Duchenne 型肌营养不良。

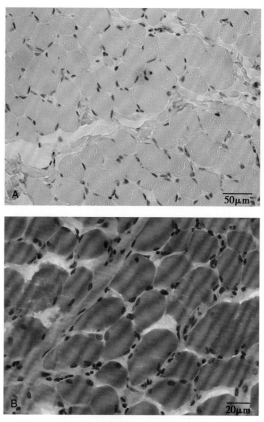

图 20-3 DMD 患者肌肉活检图

A. 抗肌萎缩蛋白免疫组化图;B. HE 染色图

7. 治疗经过 完善激素应用前相关检查,征得患儿家长同意后给予泼尼松 0.75mg/(kg·d)口服,肌酐片、葡醛内酯、辅酶 Q_{10} 营养肌肉组织,补充钙片、维生素 D 及 10% 氯化钾治疗,辅以适当的次极量有氧活动,定期门诊随诊评估激素不良反应,评估骨骼肌功能状态(肌力、关节活动度及功能状态),心、肺、消化道功能及生长发育状态情况。口服激素初期患儿体重增加、毛发增多,调整及控制饮食结构后体重、毛发增加未再进一步加重。随访 2 年,患儿四肢肌力未见明显下降,肌酸激酶水平较治疗前下降,肌酸激酶降至 9 832U/L,未合并心、肺、消化道等不良反应,目前仍在治疗随访中。

病例 22

1. 病情简介 患者,男,6 岁龄,因活动后下肢乏力、疼痛就诊,不伴发热、皮疹及皮肤异常,平素活动耐力可,生长发育正常。

2. 体格检查 双下肢股四头肌处稍有触痛,腓肠肌稍肥大(图 20-4),Gower 征阴性。

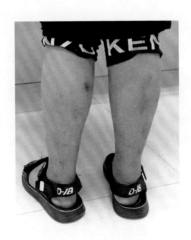

图 20-4 患儿腓肠肌假性肥大

3. 实验室检查 肌酸激酶 3 917U/L,肌酸激酶同工酶 200U/L。

4. 辅助检查 肌电图提示肌源性受损,肌活检提示肌纤维部分萎缩和肥大,纤维和脂肪组织轻度增生,免疫组合染色显示抗肌萎缩蛋白弱阳性,强度不均一,局部阴性(图 20-5)。

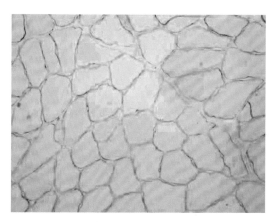

图 20-5　BMD 患者局部肌肉抗肌萎缩蛋白免疫组化图

5. 遗传学检测　多重连接探针扩增技术（MLPA）的基因检测提示患儿 *DMD* 基因 45~53 外显子缺失，该变异为文献和 HGMD 数据库报道的与假肥大性肌营养不良相关的致病性变异。其母亲未携带上述基因变异。诊断为贝克肌营养不良。

6. 治疗经过　给予肌苷片、辅酶 Q_{10}、葡醛内酯及果糖对症治疗 5 天，患儿双下肢乏力及疼痛症状消失，复查肌酸激酶 2617U/L，肌酸激酶同工酶 153U/L 好转出院。随诊 7 年，患儿症状无进行性加重，仅于活动量大时出现肢体耐力下降及肌痛表现，休息后可缓解，其余无特殊不适。

病例 23

1. 病情简介　患者，女，自 3 岁龄入托常规体检时发现肌酶升高，肌酸激酶 824.9U/L，肌酸激酶同工酶 62U/L，无明显不适症状，就诊于当地医院给予"肌苷片、葡醛内酯"对症治疗，肌酶可下降，但不能降至正常，现患儿 5 岁 10 月，平素活动耐力可,但活动量稍增加肌肉易感疲劳。

2. 体格检查 未见明显异常。

3. 实验室检查 肌酸激酶 1 303U/L,肌酸激酶同工酶 74U/L。

4. 遗传学检测 多重连接探针扩增技术(MLPA)的基因检测提示患儿 *DMD* 基因第 45~47 号外显子杂合缺失。该变异为文献和 HGMD 数据库报道的与假肥大性肌营养不良相关的致病性变异。其母亲和父亲均未携带上述基因变异。X 染色体非随机失活实验结果显示该患儿 X 染色体存在随机失活。提示该患儿为假肥大性肌营养不良基因变异携带者。

(汪 东 赵斯钰 杨 颖)

参考文献

1. WEIN N, ALFANO L, FLANIGAN KM. Genetics and emerging treatments for Duchenne and Becker muscular dystrophy. Pediatr Clin North Am, 2015, 62 (3): 723-742.

2. FLANIGAN KM, DUNN DM, VON NIEDERHAUSERN A, et al. DMD Trp3X nonsense mutation associated with a founder effect in North American families with mild Becker muscular dystrophy. Neuromuscul Disord, 2009, 19 (11): 743-748.

3. MONACO AP, BERTELSON CJ, LIECHTI-GALLATI S, et al. An explanation for the phenotypic differences between patients bearing partial deletions of the DMD locus. Genomics, 1988, 2 (1): 90-95.

4. 北京医学会罕见病分会,北京医学会神经内科分会神经肌肉病学组,中国肌营养不良协作组. Duchenne 型肌营养不良多学科管理专家共识. 中华医学杂志, 2018, 98 (35): 2803-2814.

5. NIKS EH, AARTSMA-RUS A. Exon skipping: a first in class strategy for Duchenne muscular dystrophy. Expert Opin Biol Ther, 2017, 17 (2): 225-236.

6. DENT KM, DUNN DM, VON NIEDERHAUSERN AC, et al. Improved molecular diagnosis of dystrophinopathies in an unselected clinical cohort. Am J Med Genet A, 2005, 134 (3): 295-298.

7. MAH JK. An overview of recent therapeutics advances for Duchenne musculardystrophy. Methods Mol Biol, 2018, 1687: 3-17.

8. KEELING KM, WANG D, CONARD SE, et al. Suppression of prematuretermination codons as a therapeutic approach. Crit Rev Biochem Mol Biol, 2012, 47 (5): 444-463.

第二十一章

进行性家族性肝内胆汁淤积症

【概述】

进行性家族性肝内胆汁淤积症(progressive familial intrahepatic cholestasis,PFIC)以严重肝内胆汁淤积为主要特征,是一组罕见常染色体隐性遗传病。临床表现为渐进性黄疸、瘙痒和生长发育障碍,最终进展为肝硬化,甚至肝衰竭。该病有 6 种类型,目前尚无确切的 PFIC 发病率报道,PFIC 呈世界性分布,PFIC 在不同种族之间基因突变谱存在差异。

【病因】

目前依据致病基因的不同,PFIC 主要分为 1~6 型。

1. PFIC 1 型　致病基因为定位于常染色体 18q21~22 的 *ATP8B1* 基因,该基因突变导致编码的家族性肝内胆汁淤积症 1(familial intrahepatic cholestasis 1,FIC1) 蛋白缺陷,可引起肝细胞毛细胆管膜上胆固醇和磷脂的比例降低及编码胆盐排泄泵(bile salt export pump,BSEP)功能下降,干扰胆管胆汁酸分泌。

2. PFIC 2 型　致病基因为定位于 2q24 的 *ABCB11* 基因,该基因编码 BSEP,该蛋白是肝细胞毛细胆管膜上的胆盐转运蛋白及肝细胞毛细胆管面分泌胆汁酸的运载体,目前在人类尚未发现替代途径。因 BSEP 蛋白缺陷,最终造成胆盐分泌障碍。

3. PFIC 3 型　致病基因为定位于 7q217 的 *ABCB4* 基因,其编码多重耐药蛋白 3(multidrug resistance protein 3,MDR3),MDR3 是位于肝细胞毛细胆管膜的磷脂输出泵,因此表达减少或功能损害,胆汁中磷脂减少或缺乏。

4. PFIC 4 型　致病基因为定位于染色体 9q21.11 区域 *TJP2* 基因,该基因突变导致紧密连接蛋白功能缺陷,胆汁成分渗漏进入血液,出现胆汁淤积。

5. PFIC 5 型　致病基因为定位于染色体 12q23.1 区域的 *NR1H4* 基因,其编码法尼醇受体(farnesoid X receptor,FXR),FXR 是维持体内胆汁酸稳态最重要的核受体蛋白。基因突变使 FXR 功能丧失,胆汁酸盐的合成失去抑制。

6. PFIC 6 型　致病基因为定位于染色体 18q21.1 区域的 *MYO5B* 基因,可能是 *MYO5B* 缺陷影响了 BSEP 正确定位到毛细胆管,进而导致胆汁酸引起胆汁淤积的具体机制尚未明确。

【临床表现】

1. 临床特征　黄疸、皮肤瘙痒是 PFIC1~6 型最典型的临床特征,其次是生长发育障碍,脂溶性维生素缺乏,不同型别各有特点。PFIC1 型新生儿期出现黄疸,常反复发作,瘙痒更明显。伴有肝外表现:最常见是水样腹泻,其次为身材矮小、感觉神经性耳聋,胰腺炎,肝脂肪变性、骨龄延迟、眼干燥症、凝血障碍和神经肌肉病变等症状。PFIC2 型出生后不久发病,黄疸程度严重,病情进展快,常在起病 1 年内出现肝衰竭,甚至肝癌。PFIC3 型发病早晚不一,婴幼儿发病多见,呈慢性胆汁淤积过程,皮肤瘙痒较前 2 型轻。PFIC4~6 型婴幼儿期起病多见,PFIC4 型可伴有耳聋等。PFIC5 型进展迅速,目前已报道的 FXR 缺陷病例均在早期死亡,主要特征是持续的凝血功能异常和极高的甲胎蛋白。PFIC6 型主要特征为难治性瘙痒、间歇性黄疸和血清胆汁酸升高。

2. 实验室检查　除 PFIC3 型血清 γ- 谷氨酰基转肽(gamma-glutamyltransferase,γ-GT) 升高外,其他各型血清 γ-GT 水平均不高。PFIC1~6 型均有血清胆汁酸和转氨酶升高,多数伴有血清胆红素及碱性磷酸酶升高,血清维生素 D、K 及 E 水平下降多见。

3. 病理检查　PFIC3 型早期表现为门管区轻度纤维化、小胆管增生及炎症浸润,晚期表现为胆汁淤积、小胆管增生明显、门管区肝硬化。其余 5 型均可见肝细胞及毛细胆管胆汁淤积,一般无小胆管增生的肝组织病理表现。1~6 型的免疫组织化学均有各自编码的蛋白减少或缺失。

【诊断】

1. 基因诊断标准　行 *ATP8B1* 或 *ABCB11* 或 *ABCB4* 或 *TJP2* 或 *NR1H4* 或 *MYO5B* 基因 2 个等位基因致病突变分别确诊 PFIC 1~6 型。

2. 临床诊断标准

(1)主要依据:各型持续胆汁淤积、皮肤瘙痒。

(2)次要依据:各型临床表现的特点、发病年龄、血生化、胆汁成分分析、肝组织病理学检查结果。

【治疗】

1. 药物治疗　对各型 PFIC 的患儿均可选择熊去氧胆酸治疗,剂量 10~30mg/(kg·d),可促进胆汁排出,缓解胆汁淤积对肝细胞的损害,但是改善瘙痒效果不著,尤其对 PFIC3 型错义突变患者更有效。其他药物有苯巴比妥、考来烯胺散、利福平等,考来烯胺散常用于缓解胆汁淤积性瘙痒。另外,分子伴侣蛋白 4- 苯基丁酸可明显改善 PFIC1 型患儿的瘙痒症状,还可使 PFIC2 型皮肤瘙痒减轻、肝功能及肝组织病理有一定恢复。

2. 对症治疗　供给富含中链三酰甘油食物,改善患儿营养状态。补充脂溶性维生素 A、D、E、K 和水溶性维生素,同时保证充足的阳光照射和钙摄入,满足生长发育需要。

3. 非移植外科治疗　主要是部分胆汁分流术和回肠旁路手术胆汁分流术两大类,对部分 PFIC1 型和 PFIC2 型患者,可减轻瘙痒症状,延缓病情进展。

4. 肝移植　肝移植是治疗 PFIC2 型及 PFIC3 型最有效的方法,对 PFIC1 型不优先推荐,目前无法解决 PFIC1 型肝外症状、PFIC2 型复发等问题。有关 PFIC4~6 型肝移植报道不多。

病例 24

1. 病情简介　患儿,女,2 岁 1 个月,3 个月前无明显诱因出现全身皮肤、巩膜黄染,伴皮肤瘙痒。当地查肝功能:总胆红素 134.15μmol/L,直接胆红素 78.81μmol/L,谷丙转氨酶 122U/L、谷草转氨酶 105U/L、碱性磷酸酶 479U/L、谷氨酰转肽酶 224.9U/L、胆汁酸 219.61μmol/L、总胆固醇 5.71mmol/L,予以熊去氧胆酸、茵栀黄口服液口服治疗 20 天后黄疸好转,全身皮肤仍瘙痒。

2. 体格检查　全身皮肤轻度黄染,未见出血点及肝掌、蜘蛛痣,皮肤可见抓痕,腹水征阴性,腹壁静脉无曲张,肝肋下 2.0cm,质地中等,余未见异常。

3. 实验室检查　总胆红素 56.4μmol/L，直接胆红素 35.2μmol/L，谷丙转氨酶 124.3U/L、谷草转氨酶 146.6U/L、碱性磷酸酶 272U/L、谷氨酰转肽酶 179.9U/L、胆汁酸 152.6μmol/L、总胆固醇 6.25mmol/L，甘油三酯 2.18mmol/L，凝血七项正常。

4. 遗传学检测　基因检测结果显示该患儿的 *ABCB4* 基因发生 c.139C>T（p.R47X）和 c.3527C>A（p.S1176X）复合杂合变异。经 Sanger 测序验证，其父亲携带 c.139C>T 变异，母亲携带 c.3527C>A 变异，符合常染色体隐性遗传规律。c.139C>T 变异为文献和数据库中报道的与胆汁淤积相关的致病性变异，c.3527C>A 变异未见文献和数据库报道。依据 ACMG 指南，上述变异均为致病性变异。父母非近亲结婚。诊断 PFIC 3 型明确。

5. 治疗经过　补充维生素 K_1 及脂溶性维生素 A、D、E，丁二磺酸腺苷蛋氨酸利胆退黄，口服复方甘草酸苷片及熊去氧胆酸利胆退黄等治疗；患儿皮肤黄染及瘙痒稍减轻，其余生化指标无明显变化，定期随访（表 21-1）。

表 21-1　患儿随访肝功结果

项目	正常值	2018年5月11日	2018年5月25日	2018年6月14日	2018年11月6日	2019年5月18日	2019年11月4日
Dbil/μmol·L^{-1}	3.4~20.5	56.4	47.5	39.3	21.7	14.9	20.3
Ibil/μmol·L^{-1}	0~6.18	35.2	28.3	22.3	14.3	10.4	14.0
ALT/U·L^{-1}	5~30	124.5	95.5	128.2	200.0	61.1	131.0
AST/U·L^{-1}	10~50	146.6	130.2	202.7	256.0	114.0	195.0
ALP/U·L^{-1}	104~345	272.0	261.0	268.2	243.0	272.2	240.0
GGT/U·L^{-1}	4~22	179.4	178.60	141.3	224.9	179.4	245.4

续表

项目	正常值	2018年5月11日	2018年5月25日	2018年6月14日	2018年11月6日	2019年5月18日	2019年11月4日
TBA/μmol·L⁻¹	0~15	152.6	329.6	306.1	219.6	152.6	229.8
TC/mmol·L⁻¹	0~5.2	6.25	6.49	6.44	5.63	5.89	5.74
TG/mmol·L⁻¹	0~1.7	2.18	1.93	—*	1.73	1.75	1.80

注:*- 示未检测。[ALT]谷丙转氨酶;[AST]谷草转氨酶;[GGT]γ- 谷氨酰转肽酶;[ALP]碱性磷酸酶;[Tbil]总胆红素;[Dbil]直接胆红素;[Ibil]间接胆红素;[TBA]总胆汁酸;[TC]总胆固醇;[TG]甘油三酯。

（李亚绒 杨 颖）

参 考 文 献

1. PAULUSMA CC, DE WAART DR, KUNNE C, et al. Activity of the bilesalt export pump (ABCB11) is critically dependent on canalicular membrane cholesterol content. J Biol Chem, 2009, 284 (15): 9947-9954.

2. MEIER PJ, STIEGER B. Bile salt transporters. Annu Rev Physiol, 2002, 64: 635-661.

3. MEHL A, BOHORQUEZ H, SERRANO MS, et al. Liver transplantation and the management of progressive familial intrahepaticcholestasis in children. World J Transplant, 2016, 6 (2): 278-290.

4. SRIVASTAVA A. Progressive familial intrahepatic cholestasis. J Clin ExpHepatol, 2014, 4 (1): 25-36.

5. SAMBROTTA M, THOMPSON RJ. Mutations in TJP2, encoding zona occludens 2, and liver disease. Tissue Barriers, 2015, 3 (3): e1026537.

6. WALSH T, PIERCE SB, LENZ DR, et al. Genomic duplication and overexpression of TJP2/ZO-2 leads to altered expression of apoptosis genes in progressive nonsyndromic hearing loss DFNA51. Am J Hum Genet, 2010, 87 (1): 101-109.

7. HASEGAWA Y, HAYASHI H, NAOI S, et al. Intractableitch relieved by 4-phenylbutyrate therapy in patients with progressive familial intrahepatic cholestasis type 1. Orphanet J Rare Dis, 2014, 9: 89.

8. HAYASHI H, NAOI S, HIROSE Y, et al. Successful treatment with 4-phenylbutyratein a patient with benign recurrent intrahepatic cholestasis type 2 refractory tobiliary drainage and bilirubin absorption. Hepatol Res, 2016, 46 (2): 192-200.

第二十二章

黏多糖贮积症

【概述】

黏多糖贮积症（mucopolysaccharidosis，MPS）为一组溶酶体累积病，是由于溶酶体水解酶缺陷，造成酸性黏多糖（葡糖胺聚糖）降解受阻，黏多糖在体内积聚而引起一系列临床症状。根据尿糖中所含酸性黏多糖的种类、相关酶缺乏和活性低下的种类，以及临床和影像学表现的不同，黏多糖贮积症分为 7 大类型，每一型又分为 2~4 个亚型。其中黏多糖贮积症 I、IV 型最为常见且较具特征性。其新生儿发生率为 1∶7 000~1∶8 000。

【病因】

黏多糖是结缔组织间的主要成分，包括透明质酸、硫酸软骨素、硫酸皮肤素、硫酸类肝素和硫酸角质素，这些多糖都是直链杂多糖，可同时与一条蛋白质肽链结合，聚合成更大的分子。正常溶酶体中含有许多种糖苷酶，其中有 10 种参与葡糖胺聚糖链的降解过程，它们中任何一种糖苷酶的缺陷都会造成葡糖胺聚糖链分解障碍而在溶酶体内积聚，并自尿中排出。由于这些成分几乎在全身各个组织器官中都有分布，故当其在某个器官贮积，就会引起相应器官的病变。

MPS 属于先天性或原发性代谢异常综合征。因参与黏多糖代谢相关的基因发生突变,致所编码的酶蛋白结构或功能产生异常,致酶缺乏或活性严重降低,从而影响黏多糖的分解代谢,导致中间代谢产物硫酸皮肤素、硫酸软骨素、硫酸乙酰肝素、硫酸角质素和透明质素等在人体组织、器官内堆积,引起多组织、多器官的病变。常见基因及对应的类型 *IDUA*(MPS Ⅰ)、*IDS*(MPS Ⅱ)、*SGSH*(MPS ⅢA)、*NAGLU*(MPS ⅢB)、*HGSNAT*(MPS ⅢC)、*GNS*(MPS ⅢD)、*GALNS*(MPS ⅣA)、*GLB1*(MPS ⅣB)、*ARSB*(MPS Ⅵ)、*GUSB*(MPS Ⅶ)。

【临床表现】

黏多糖贮积症患儿由于过多的黏多糖贮积于骨、软骨等组织或器官内,从而影响这些组织或器官的正常发育,多余的黏多糖从尿中排出,发生一系列的临床症状和影像学表现。如在脑内贮积会引起智力低下,智力低下程度与贮积的黏多糖的量成正相关;在肝内贮积时引起肝大,在心脏贮积引起心脏瓣膜不闭合,出现先天性心脏病;在眼睛贮积引起角膜混浊;在骨骼系统贮积引起面容丑陋,牙齿稀疏,脖子短,手指粗短,爪形手,桡尺骨僵硬,四肢骨发育不良,个头矮小,关节变形,走路、弯腰困难、疼痛,有些患儿还伴有鸡胸、漏斗胸、驼背、腰椎后凸等。患儿表现为多器官、多组织受损的症状。随着黏多糖在细胞内贮积量的增加,病情逐渐加重,呈现进行性损害的特点。但上述症状并非同时出现在一个患儿身上,患儿有重有轻,重型症状明显,会危及生命,一般在 20 岁甚至在 10 岁前死于心力衰竭或肺功能衰竭,而轻型者除个子矮小、生长发育迟缓外,几乎无症状,可活到 50~60 岁,甚至更长。

【诊断】

MPS 的诊断依靠患者的临床症状、体征、超声、X 线等影像学及实验室检查。有临床症状的患者需要进一步做实验室检查以确诊。

1. 初筛试验 有个头矮小、骨骼畸形、特殊面容、智力受损等症状的患儿需做尿黏多糖定性检查,一旦尿检呈强阳性,就要进一步做酶学及相关基因的突变检测,以明确类型和亚型、突变类型及性质。由于 MPS 的尿检结果与假性软骨发育不全、多发性骨骺发育不良的结果相似,因此仅靠尿检难以做出拟诊和确诊。

2. 确诊试验 尿黏多糖定性检查阳性者进一步做酶活性测定、基因突变检测以明确诊断。酶活性测定是诊断 MPS 的决定性环节之一,酶活性低于正常值的 10%,酶缺陷诊断可成立。酶活性为正常值的 50%,可诊断为突变基因携带者,对优生优育、遗传病咨询具有指导意义。血清、血浆、白细胞、羊水细胞等都存在与 MPS 有关的酶,可分别用分光光度法、荧光光度法和放射性核素测定法测定其活性,做出酶学诊断。但酶学诊断有一定局限性,它不能有效地鉴别杂合子与正常个体(因杂合子与正常值有交叉现象),对杂合子往往无法确诊,而且所需仪器、底物较昂贵,操作较烦琐,不易推广。

3. 基因诊断 包含致病基因 *IDUA*、*IDS*、*SGSH*、*NAGLU*、*HGSNAT*、*GNS*、*GALNS*、*GLB1*、*ARSB*、*GUSB* 的基因检测,确定携带致病性突变。

【治疗】

1. 常规治疗 本病至今仍无切实有效的根治疗法,通常采用对症治疗,且疗效有限。

2. 骨髓移植、脐带血干细胞移植　供体的好坏(指配型的吻合程度、样品的新鲜程度、干细胞的再生能力)直接影响移植的成功与否，最好是血缘关系较近的同胞兄弟姐妹的骨髓或配型相同、相近的新生儿脐带血作为供体。

3. 酶替代疗法　通过基因工程合成相应的酶,如 α-L- 艾杜糖醛酸酶、艾杜糖 - 2 - 硫酸酯酶、N- 乙酰半乳糖胺 -4- 硫酸酯酶等,输注给相应类型的患者,但人工合成的酶价格昂贵,且需要终身治疗。所以,酶替代疗法存在费用十分昂贵、无法承受且需长期治疗的严重缺陷。

病例 25

1. 病情简介　患儿,男,4 岁 7 个月,以"智力发育落后 2 年"入院。病史特点:患儿生长落后,智能落后,头大,特殊面容,鼻梁低平鼻孔大,下颌较小,唇厚。

2. 体格检查　体重:22kg,身高:100.4cm。营养中等,神志清楚,精神可,头围 51cm,前额突出,头颅前后径长,舟状头,眼距宽,鼻梁低凹扁平而宽,口唇厚大,外翻,舌大,眼球活动灵活,双眼结膜无充血,巩膜无黄染,角膜透明,双侧瞳孔等大等圆,瞳孔直径约 0.3cm,对光反射灵敏。咽无充血,扁桃体不大,双肺呼吸音清,未及干湿啰音。心前区无隆起,心尖冲动正常,心前区无震颤,无心包摩擦感,心界大小正常,心音有力,心率 82 次 /min,律齐,各瓣膜听诊区未闻及杂音。腹膨隆,腹围 64cm,肝肋下 4.0cm,脾肋下 3.0cm,无移动性浊音,肠鸣音 5~6 次 /min,无气过水音。脊柱无畸形,双手呈爪状手,关节无肿胀,无压痛,活动自如,肛门及外生殖器未见异常,睾丸容积 2~3ml,阴茎长 4cm,四肢肌力 Ⅴ 级,肌张力正常。神经系统查体未见明显异常。

3. 辅助检查　左手骨龄及胸部 X 线检查显示胸腰椎椎体发育不良,有"鸟嘴样"突起;左手正位片显示掌骨近端变尖,各指骨似"子弹头"样(图 22-1)。

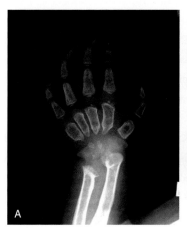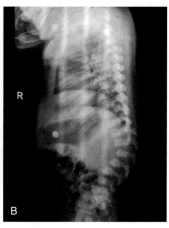

图 22-1　患儿骨骼 X 线检查
A. 左手正位片显示掌骨近端变尖,各指骨似"子弹头"样;
B. 胸骨 X 线片显示胸腰椎椎体发育不良,有"鸟嘴样"突起

4. 遗传学检测　全外显子组的基因检测结果显示患儿的 *IDUA* 基因发生了 c.1210G>T(p.E404X) 和 c.536C>G(p.T179R)复合杂合变异,经 Sanger 测序验证,患儿父亲携带 c.1210G>T(p.E404X)杂合变异,患儿母亲携带 c.536C>G(p.T179R)杂合变异,符合常染色体隐性遗传规律。上述两个变异均为文献和 HGMD 数据库报道的与黏多糖贮积症相关的变异,依据 ACMG 评级指南,c.1210G>T(p.E404X)变异为致病性变异,c.536C>G(p.T179R)变异为疑似致病性变异。建议家长咨询骨髓移植,患儿失访。

(汪治华　尹　莉)

参 考 文 献

1. 施惠平 . 溶酶体贮积症 . 实用儿科临床杂志 , 2007, 22 (8): 561-563.

2. 郭奕斌 . 黏多糖病的诊断及防治策略 . 中华临床医师杂志 (电子版), 2009, 3 (10): 1620-1627.

3. RODRÍGUEZ-LÓPEZ A, PIMENTEL-VERA LN, ESPEJO-MOJICA AJ, et al. Characterization of human recombinant n-acetylgalactosamine-6-sulfate sulfatase produced in pichia pastoris aspotential enzyme for mucopolysaccharidosis IVA treatment. J Pharm Sci, 2019, 108 (8): 2534-2541.

4. TÜYSÜZ B, ALKAYA DU, TOKSOY G, et al. Mutation spectrum and pivotal features for differential diagnosis of mucopolysaccharidosis IVA patients with severe and attenuated phenotype. Gene, 2019, 704: 59-67.

5. 中华医学会儿科学分会血液学组 . 异基因造血干细胞移植治疗黏多糖贮积症儿科专家共识 . 中国小儿血液与肿瘤杂志 , 2017, 22 (5): 227-230.

第二十三章

鸟氨酸氨甲酰基转移酶缺乏症

【概述】

鸟氨酸氨甲酰基转移酶缺乏症（ornithine carbamoyl transferase deficiency，OCTD）是由于鸟氨酸氨甲酰转移酶（ornithine transcarbamylase，OTC）基因突变导致的一种遗传代谢病，以高氨血症为主要表现，又称为"高氨血症2型"。OCTD在尿素循环障碍中约占50%，也是最常见的类型。该病是X连锁隐性遗传代谢病，但有研究发现，OTC缺乏的女性患儿部分是以X染色体显性方式遗传。平均发病率约为1∶14 000。

【病因】

OTC属线粒体酶，绝大部分在肝脏，小部分在小肠黏膜细胞中表达，在细胞质中合成，然后转入线粒体后，催化氨甲酰基磷酸和鸟氨酸，使之转化为瓜氨酸，再运输至细胞质参与尿素循环的其他生化反应（图23-1）。

定位于Xp2.1的OTC基因发生突变，从而导致OTC活性降低或丧失，瓜氨酸合成障碍，尿素循环中断，使尿素不能正常代谢，从而产生高血氨，进一步出现多种氨基酸代谢异常及中枢神经系统功能障碍。由于瓜氨酸合成障碍，大量的氨甲酰基磷酸进入胞质,增加了嘧啶的合成,使乳清酸磷酸核糖转移酶活性受抑,导致乳清酸在体内蓄积,尿中乳清酸排泄增多。

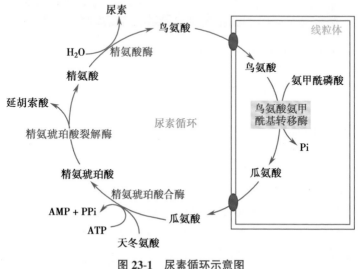

图 23-1 尿素循环示意图

【临床表现】

OCTD 可在任何年龄阶段发病。由于 *OTC* 基因突变及酶活性的影响程度不一,其临床症状和严重程度也不同。根据症状发生的时间分为早发型和迟发型。

1. 早发型 OCTD 多发生于男性杂合子患儿(没有残留酶活性)。一般在新生儿期发病,起病急,病情凶险,多表现为出生数天内出现并迅速进展的代谢性脑病。出生时可无异常,通常在生后数天内,即表现为易激惹、嗜睡、呕吐、拒食、呼吸急促和昏睡等,并可迅速发展为痉挛、昏迷和呼吸衰竭。如果不予以紧急处理,很快发展成遗传代谢性脑病,常在生后的1周内死亡,幸存者多遗留严重的智力损害。

2. 晚发型 OCTD 多发生在较大年龄的患儿中,女性杂合子多见,也可以是半合子的男性。临床症状相对轻,且表现多样。其疾病的严重程度主要取决于肝脏中致病性 *OTC* 等位基因的失活情况及 OTC 的活性。儿童期和成人期发病的患者多表现为慢性神经系统损伤,如发作性呕吐、头痛、行为异常、谵妄、精神错乱等。患儿可以表现为肝大、反复癫痫发作、生长发育迟滞、行为异常等。尽管晚发型症状较轻,但在疾病、应激、高蛋白饮食等环境因素应激下会诱发高氨血症的急性发作而威胁生命。

该病起初可以无表现,后期为反复发作的高氨血症,最终出现昏迷。也有少数患者在成年期急性发作之前基本没有临床症状,临床上发现病情较轻者一般都有限制蛋白质摄入习惯或喜好蔬菜者。患者还可能出现消化道不适、复发性共济失调、发育倒退、肝病、慢性头痛或精神病样表现,个别表现为癫痫、急性局灶性神经功能障碍或卒中样表现,还可能存在营养不良、身高矮小。对于所有患者,神经心理功能障碍的典型表现包括学习障碍、发育迟缓、智力低下、执行功能障碍和注意力缺陷多动障碍等,无症状携带者,在认知能力测试中也表现为轻微缺陷。

临床上也可见以肝衰竭及凝血功能异常为首发症状的 OCTD 患者,因此对于不明原因出现肝衰竭和 / 或凝血功能障碍的儿童或成人,均应考虑 OCTD 可能。

【辅助检查】

1. 常规检查

(1)血氨:此类患儿血氨升高,升高水平与病情严重程度及预后均密切相关。当血氨>100μmol/L 时,常表现为烦躁及行为异常;当血氨>200μmol/L 时,可表现为意识障碍、惊厥;

当血氨>400μmol/L 时,会出现意识障碍、呼吸困难、智力低下,严重者可致猝死。新生儿期起病的患者,血氨水平升高常超过 300μmol/L,并可持续升高。晚发型及有症状的女性杂合子携带者,在高氨血症发作时血氨多高于 150μmol/L,在发作间期病情缓解时可恢复正常。

(2)肝功能:OCTD 患者最常见的表现为肝损伤,血浆谷丙转氨酶(alanine aminotransferase,ALT)升高、国际标准化比率(international normalized ratio,INR)增加、凝血酶原时间延长。

(3)神经影像学:OCTD 的影像学表现在新生儿期与缺氧缺血性脑病相似,最先受累的是基底节和白质区域。晚发性OCTD 在发生急性高氨脑病期间,影像学可表现为脑水肿,慢性改变可能显示脑萎缩、脑白质改变或脑室扩大,也有报告表现类似缺血性脑梗死。磁共振波谱成像可发现肌醇和胆碱下降、谷氨酰胺增高。

2. 尿有机酸检测　尿气相色谱 - 质谱检测(GC/MS)尿乳清和尿嘧啶排出明显增加。

3. 血氨基酸检测　血瓜氨酸水平降低,谷氨酸水平增高,也有部分患者血瓜氨酸水平正常。

4. 酶活性测定　通常男性或女性发病者鸟氨酸氨甲酰基转移酶(ornithine carbamyl transferase,OTC)活性为正常人的 5%~25%。

5. 基因检测　女性患者中携带一个致病性变异(与 X 染色体失活有关);男性患者携带半合子致病性变异。

【诊断】

OCTD 诊断主要根据其临床特征、生化检测、血氨基酸谱和尿有机酸分析测定等结果进行综合分析,确诊基于分子生物学或酶学检测(图23-2)。在高氨血症发作期间,血浆瓜氨酸、精氨酸降低,尿乳清酸增高,谷氨酰胺增高,呼吸性碱中毒是OCTD患者的典型生化改变。当发现患者出现以上生化改变时,应高度怀疑OCTD,需要尽快送检血 *OTC* 基因致病性分析。有10%~20%的患者,基因检测未能检出致病突变。男性患者,当不能确定致病突变时,可以考虑肝脏OTC酶活性测定;但女性患者,因可能存在X染色体失活的情况,所以肝脏活检中酶的活性并不能代表实际的总OTC活性。

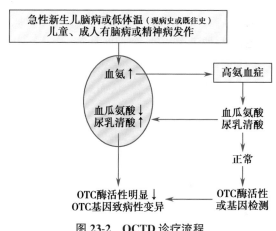

图23-2　OCTD诊疗流程

【治疗】

该病目前尚无特效治疗方法。主要治疗原则是控制饮食,减少蛋白质摄入,降低血氨产生,避免出现高氨血症,利用药物促进血氨代谢。

1. 急性期治疗　患者出现脑病和高氨血症时需给予紧急处理,否则时间持续过长可能造成神经永久性损伤或死亡。即使OCTD的诊断尚不明确,一旦发现脑病和高氨血症,也要立即开始治疗。

(1)清除体内毒性产物:静脉注射苯甲酸钠 500mg/(kg·d)或苯丁酸钠 600mg/(kg·d)、精氨酸 400~700mg/(kg·d)、左卡尼汀 100mg/(kg·d)、乳果糖等降低血氨;严重高氨血症者,可以通过血液滤过透析快速解除高血氨。

(2)抑制氨生成:停止蛋白质摄入;保证能量供给,可予10%~20% 葡萄糖口服或静脉滴注;保证大便通畅,减少肠道产氨;可适当给予抗生素,抑制肠道菌群繁殖。

(3)维持酸碱平衡、纠正电解质紊乱:预防出现脱水、电解质紊乱、去除诱因。一些药物可诱发或加重高氨血症,治疗时应注意避免使用,如丙戊酸钠、阿司匹林等。

2. 缓解期治疗　以低蛋白、高热量饮食治疗为主,保证能量供应,减少机体蛋白质分解,从而减少氨的产生;同时给予降血氨药物治疗。

(1)饮食治疗:严格控制蛋白质摄入,使其维持在最低生理需要量,限制蛋白质摄入量为 0.5~1.5g/(kg·d),减少肉类和豆制品等高蛋白质含量的食物。以米、面等淀粉、糖类为主,因高热量饮食可以减少机体蛋白质分解。

(2)药物:苯甲酸钠 250mg/(kg·d)或苯丁酸钠 250mg/(kg·d)、精氨酸 100~250mg/(kg·d)、瓜氨酸 100~250mg/(kg·d)等为常用药物。但应注意的是,苯甲酸钠及苯乙酸钠可引起体内肉碱缺乏,故患者应补充左卡尼汀 50~100mg/(kg·d)。

3. 血液透析　若药物治疗效果欠佳,需考虑尽快透析治疗。

4. 活体肝移植　是根治 OCTD 最有效的方法。肝移植可纠正患者的尿素循环障碍,改善症状,但对于肝移植前已经发生的神经系统损伤不能逆转,在严重病例中,尤其是存在高氨血症复发高风险的患者,应建议尽早进行肝移植。

5. 基因疗法　为 OCTD 治疗提供了新的希望,基因治疗的目标是在患者的肝细胞或肝外组织中获得高水平的治疗基因转移和表达,纠正疾病表型,目前尚处于临床前期研究或临床试验阶段。

病例 26

1. 病情简介　患儿,女,2 岁,主因"阵发性烦躁 1 个月"入院。烦躁多发生于进食后,持续时间不等,发作时不易安抚,但可自行缓解,伴腹胀,偶伴有呕吐,家长自认为孩子腹痛,当地医院予抗感染、抑酸护胃等治疗后无好转,遂来我院。

2. 实验室及辅助检查　入住院期间血氨及凝血功能检查见下表(表 23-1)。

3. 治疗经过　入院后考虑为遗传代谢性肝病的可能,给予低蛋白饮食,乳果糖口服液,精氨酸静滴,补充支链氨基酸、甘露醇降颅内压,新鲜冰冻血浆输注纠正凝血功能及保肝等对症治疗,反复查血氨波动于 104~384.4μmol/L,凝血功能无改善(表 23-1)。仍有阵发性狂躁不安,遂以"急性肝衰竭并肝性脑病、高氨血症(尿素循环障碍？)"转入 PICU 行血液净化治疗。经给予 2 次血液净化、静脉用精氨酸、支链氨基酸等治疗后复查血氨下降,最低时可降至 44μmol/L,但仍有波动。血清氨基酸谱检测回报未见异常,尿有机酸分析回报:标本中尿嘧啶、乳清酸含量升高,提示也尿素循环障碍的可能。完善遗传代谢病基因检测后家属要求转院,后就诊于复旦大学附属儿科医院,给予口服瓜氨酸、苯甲酸钠、精氨酸,定期随访,目前电话随访患儿一般状况良好,血氨维持在 100μmol/L 左右。

表 23-1 患儿住院期间血氨及凝血功能检测值

项目	正常值	2018/9/27	2018/9/28	2018/9/29	2018/10/1	2018/10/3	2018/10/5	2018/10/8	2018/10/11
血氨/(μmol·L⁻¹)	10~47	104	260.2	61	127.6	104	293.5	114	384.4
PT/s	11~15	35.6	51.5	33.5	30.6	30	38	23.4	61
PTR	0.8~1.2	2.7	3.95	2.54	2.34	2.29	2.91	1.78	4.66
PT/%	70~120	20	13	22	26	27	19	37	11
INR	0.8~1.2	3.52	5.72	3.26	2.94	2.86	3.89	2.09	7.06
APTT/s	28~44	93.0	>180	64.0	61.9	69.5	71.4	41.3	83.3
Fib/(g·L⁻¹)	2~4	2.36	2.53	2.30	2.89	3.10	2.76	2.17	1.60
TT/s	14~21	17.8	>240	16.4	15.7	16.8	16.6	15.8	18.8

续表

项目	正常值	2018/10/12	2018/10/13	2018/10/15	2018/10/16	2018/10/17	2018/10/18	2018/10/19	2018/10/20
血氨/(μmol·L⁻¹)	10~47	210.2	201.2	43.0	80.0	100.0	44.0	124.0	163.6
PT/s	11~15	51.4	31.7	42.0	21.6	32.7	38.8	25.7	23.4
PTR	0.8~1.2	3.94	2.43	3.22	1.63	2.48	2.94	1.95	1.78
PT/%	70~120	13	24	17	42	23	19	32	38
INR	0.8~1.2	5.71	3.09	4.42	1.88	3.23	4.02	2.36	2.06
APTT/s	28~44	>180	>180	>180	52.2	54.9	>180	>180	>180
Fib/(g·L⁻¹)	2~4	1.75	1.75	1.02	1.96	1.72	1.25	1.76	1.61
TT/s	14~21	>240	>240	>240	18.2	17.7	>240	>240	>240

注：凝血酶原时间（PT）；凝血酶原比率（PTR）；凝血酶原活动度（PT）；凝血酶原国际标准化值（INR）；活化部分凝血酶原时间（APTT）；纤维蛋白原（Fib）；凝血酶时间（TT）

4. 遗传学检测 基因检测结果显示患儿 *OTC* 基因发生 c.626C>T(p.A209V)杂合变异,经 Sanger 测序验证,父母均未携带此变异,故患儿该变异为新生变异,但不排除生殖细胞嵌合的可能。该变异为文献和数据库报道的与鸟氨酸氨甲酰基转移酶缺乏症相关的致病性突变。依据 ACMG 评级指南,该变异为致病性变异。

病例 27

1. 病情简介 患儿,男,5 天,因“口吐泡沫 1 天,反应差、拒乳半天”代主诉入院。生产史无异常。入院前 1 天出现口吐泡沫,吐奶,半天前出现反应差、拒乳、少哭少动,体温不升,尿少,无发热,无抽搐。

2. 体格检查 体温 36℃,脉搏 125 次/min,呼吸 50 次/min,血压 66/37mmHg,体重 2 340g。脱水外貌,神志清,精神反应差,全身皮肤干燥,弹性差,皮肤黄染,经皮测胆红素 14.9～15.6mg/dl。口周无明显发绀,双肺呼吸音粗,未闻及干湿啰音,心率 125 次/min,心音有力,未闻及杂音,腹软,肝脾不大,肠鸣音正常,四肢末梢发凉,肌张力正常,原始反射正常引出。入院诊断:1. 新生儿败血症? 2. 新生儿肺炎;3. 新生儿脱水;4. 新生儿黄疸。

3. 实验室及辅助检查 血尿粪常规正常;肝功能:总胆红素 251.7μmol/L,直接胆红素 3μmol/L,间接胆红素 248.7μmol/L,ALT 18U/L,AST 23U/L;肾功能、心肌酶、电解质、血气分析、甲状腺功能、宫内感染系列均正常;双份血培养阴性。血乳酸 2.74mmol/L,血氨 308.9μmol/L,当天复查血乳酸 2.05mmol/L,血氨 275.8μmol/L,第二天复查血乳酸 1.7mmol/L,血氨 259.1μmol/L。腹部超声无异常。头颅磁共振提示双侧侧脑室脉络丛小囊肿。住院第四天复查血乳酸 2.6mmol/L,血氨 119.2μmol/L,第六天复查血乳酸 3.03mmol/L,血氨 78.6μmol/L,第九天复查血乳酸 2.42mmol/L,血氨 65.6μmol/L。血筛各类氨基酸测定未见异常;尿筛提示乳清酸、2-酮戊二酸含量升高,考虑尿素循环障碍疾病不除外。

4. 遗传学检测 基因检测发现患儿 *OTC* 基因发生 c.386G>A(p.Arg129His)半合子变异,经 Sanger 测序验证,发现该变异遗传自其母亲,符合 X 连锁隐性遗传规律。c.386G>A 变异为多篇文献报道的与鸟氨酸氨甲酰转移酶缺乏症相关的致病突变,依据 ACMG 指南,该变异为致病性变异。

5. 治疗经过 扩容、补液纠正脱水、拉氧头孢抗感染,精氨酸、左卡尼汀降低血氨,低蛋白饮食等治疗。住院治疗 10 天后,患儿精神反应好,吃奶好,无呕吐及呛咳,大小便正常,体重增长,脱水纠正,黄疸消退,肺炎治愈,日龄 15 天出院。出院诊断:1. 尿素循环障碍;2. 新生儿肺炎;3. 新生儿脱水;4. 新生儿黄疸。生后 20 天再次因"新生儿肺炎、新生儿黄疸、尿素循环障碍"在我院新生儿科住院治疗 16 天,查血氨 296.8μmol/L,血乳酸正常。给予禁食、静脉营养,补液,限制蛋白摄入等治疗后,复查血氨 86.2μmol/L 出院。

定期随访该患儿,一直低蛋白奶粉喂养,口服左卡尼汀治疗,血氨控制在<100μmol/L,生长发育良好,智力发育基本正常。患儿 5 个月龄时于上海交通大学医学院附属仁济医院进行肝移植前配型(父亲亲体肝移植),7 个月龄时进行肝移植手术,手术顺利,患儿恢复良好,精神运动及智力发育正常。目前仍在继续随访中。

(刘小乖 马 英)

参 考 文 献

1. LI S, CAI Y, SHI C, et al. Gene Mutation analysisand prenatal diagnosis of the ornithine transcarbamylase (OTC) gene in two families with ornithine transcarbamylase deficiency. Med Sci Monit, 2018, 24: 7431-7437.

2. 王彦云, 孙云, 蒋涛. 鸟氨酸氨甲酰基转移酶缺乏症临床特点并文献分析. 中华妇幼临床医学杂志, 2017, 13 (3): 287-292.

3. 顾学范. 临床遗传代谢病. 北京: 人民卫生出版社, 2015: 76-78.

4. BATSHAW ML, TUCHMAN M, SUMMAR M, et al. A longitudinal study of urea cycle disorders. Mol Genet Metab, 2014, 113 (1-2): 127-130.

5. CALDOVIC L, ABDIKARIM I, NARAIN S, et al. Genotype-Phenotype correlations in ornithine transcarbamylase deficiency: a mutation update. J Genet Genomics, 2015, 42 (5): 181-194.

6. CHOI JH, LEE BH, KIM JH, et al. Clinical outcomes and the mutation spectrum of the OTC gene in patients with ornithine transcarbamylase deficiency. J Hum Genet, 2015, 60 (9): 501-507.

第二十四章

威斯科特 - 奥尔德里奇综合征

【概述】

威斯科特 - 奥尔德里奇综合征（Wiskott-Aldrich syndrome，WAS），又称湿疹 - 血小板减少 - 免疫缺陷综合征，是一种罕见的 X 连锁隐性遗传病，以血小板减少、血小板体积减小、湿疹、免疫缺陷、易患自身免疫性疾病和淋巴瘤为主要临床特征。发病率约为每百万新生儿 1~10 例。其致病基因为 WAS 基因，基因突变导致其编码的 WAS 蛋白出现表达异常或缺失。

【病因】

WAS 基因定位于 X 染色体 Xp11.22~11.23，有 12 个外显子，长约 9Kb，编码 502 个氨基酸的 WAS 蛋白。WAS 蛋白是一种细胞内信号转导分子，特异表达于造血系统，可以调节肌动蛋白的多聚化，并影响细胞骨架及免疫突触形成。目前报道 WAS 基因约有 440 多种突变，错义突变是其中最常见的基因突变类型，也可出现剪切突变、插入突变、缺失突变、无义突变等。

【临床表现】

临床可表现为 4 种临床表型。

1. 典型 WAS　临床表现为典型的血小板减少、湿疹和反复感染三联症。

2. X- 连锁血小板减少症（X-linked thrombocytopenia，XLT）　仅表现为持续性血小板减少。

3. 间歇性 X- 连锁血小板减少症（intermittent X-linked thrombocytopenia，IXLT）　持续血小板体积减小和间断血小板计数减少，出血症状轻微，无湿疹或感染表现。

4. X- 连锁粒细胞减少症（X-linked neutrapenia，XLN）　主要表现为先天性中性粒细胞减少，无血小板减少和血小板体积减小。

超过 80% 的 WAS 和 XLT 患儿有早发出血倾向，在新生儿期即可出现，主要表现为大便带血丝，有些表现为皮肤瘀斑、瘀点、咯血和血尿等，严重者可出现致命性消化道大出血、颅内出血等。该病特征性的表现为血小板减少伴血小板体积减小，但仅约 25% 的患儿同时有反复感染、湿疹、血小板减少三联征的典型表现。约 80% 的 WAS 患儿有异位性湿疹，可以有典型、严重、难治性湿疹，亦可很轻微，甚至没有湿疹，湿疹的范围和严重程度差异很大。因 T 细胞、B 细胞、单核 / 巨噬细胞、树突状细胞和粒细胞存在功能缺陷，WAS 患儿容易出现肺炎链球菌、真菌、单纯疱疹病毒等各种病原体的感染。因免疫缺陷程度随年龄增长而加重，故小年龄患儿免疫缺陷相对较轻，感染频次较少、程度较轻，多以上呼吸道感染为主。WAS 和 XLT 患儿均常出现自身免疫性疾病，其中以溶血性贫血发生率最高，也可出现血管炎、关节炎、肾脏疾病、中性粒细胞减少症、自身免疫性血小板减少性紫癜、炎症性肠病等。WAS 和 XLT 患儿罹患淋巴系统恶性肿瘤的风险较正常同龄儿明显增高，尤其是淋巴瘤。

【诊断】

目前本病在国内无诊断标准,通常沿用泛美免疫缺陷组和欧洲免疫缺陷学会 1999 年发表的国际诊断标准。

1. 确诊 男性,先天性血小板计数减少($<70\,000/mm^3$),血小板体积小,且具有下列 4 项中至少 1 项:① *WAS* 基因突变;②Northern 杂交证实淋巴细胞 *WAS* mRNA 缺失;③淋巴细胞不表达 WAS 蛋白;④母系表亲具有血小板较少及血小板体积小。

2. 可能 男性,先天性血小板计数减少($<70\,000/mm^3$),血小板体积小,且具有下列 4 项中至少 1 项:①湿疹;②对多糖抗原的抗体应答不正常;③反复细菌或病毒感染;④淋巴瘤、白血病或脑肿瘤。

3. 疑似 男性,先天性血小板计数减少($<70\,000/mm^3$),血小板体积小,或男性患儿因血小板减少症行脾切除术,且具备下列 5 项中至少 1 项:①湿疹;②对多糖抗原的抗体应答不正常;③反复细菌或病毒感染;④自身免疫性疾病;⑤淋巴瘤、白血病或脑肿瘤。

【治疗】

WAS 的治疗主要依据临床表现严重程度、病程、*WAS* 基因突变和 WAS 蛋白的表达情况等方面来制定个体化治疗方案。未经治疗,WAS 患儿最终会因感染、出血和恶性肿瘤等并发症而死亡,其平均生存年龄约 15 岁。

1. 一般治疗营养支持治疗 可给予必需的维生素及微量元素等。允许接种灭活疫苗,不能接种卡介苗和脊髓灰质炎减毒活疫苗等活疫苗。

2. 湿疹治疗 湿疹严重时可局部使用糖皮质激素或短期全身应用糖皮质激素治疗,也可给予外用他克莫司软膏等治疗。如湿疹合并局部感染需给予外用抗生素治疗。因食物过敏可加重湿疹,如既往有食物过敏病史,须进行相应饮食规避。

3. 感染防治　WAS 患儿容易发生细菌、病毒、卡氏肺孢菌等各种病原体感染,生后 2~4 年需口服复方磺胺甲噁唑预防感染。因血小板过低、有严重出血倾向行脾脏切除术的患儿应终身使用抗生素预防感染。一旦发生感染,应尽可能地寻找病原学依据,进行有目标的抗感染治疗。

4. IVIG 替代治疗　典型 WAS 患儿常存在针对多糖抗原产生抗体的缺陷,且对其他抗原的抗体应答亦不充分,IgG 抗体的代谢速度可高于正常同龄儿。可进行足量 IVIG 治疗,每次输注 300~600mg/kg,每 3~4 周输注一次。

5. 血小板输注　应尽量避免输注血小板,轻度出血如皮肤瘀斑、瘀点、血丝便等不应输注血小板,仅在有严重出血如颅内出血、消化道大出血等情况时输注,输注任何血液制品之前均应经过辐照。

6. 造血干细胞移植　WAS 是进行造血干细胞移植根治 PID 的典型病种,通过对免疫功能进行重建,达到根治该病的目的。婴儿期或儿童期进行造血干细胞移植成功率可高达 85%~90%,HLA 同型同胞供体可获得最好的移植效果。

7. 基因治疗　用慢病毒做载体所介导的二代基因治疗正处于临床试验阶段,大部分患者在出血、感染、自身免疫和湿疹等方面得到不同程度的改善。因开展时间尚短,其临床有效性和安全性有待长期的随访评估。

病例 28

1. 病情简介　患儿,男,2 岁,生后半天即出现血小板减少 $61×10^9$/L、头皮血肿,无皮肤湿疹,无白细胞减少,未行特殊治疗,血小板进行性下降。

2. 实验室检查　2个月12天时因血小板减少住院。血小板计数为21×10^9/L。IgG 10.90g/L、IgM 0.60g/L、IgA 0.32g/L、总 IgE 61.50IU/ml, 查 T、B、NK 淋巴细胞亚群示 NK 细胞 1 183cells/μl,较正常升高52%。骨髓检测:巨核细胞2.5cm×2.5cm 共计256枚,以颗粒型巨核细胞为主,血小板少见。先后给予静脉丙种球蛋白10g、重组人血小板生成素1 800U×2周等治疗,监测患儿血小板波动在20~50×10^9/L。4个月3天因阵发性气促,血小板减少再次入院,血小板降至11×10^9/L,胸部 CT 示肺部间质及实质改变(图24-1A),考虑:1.肺炎;2.肺出血不除外。

3. 遗传学检测　基因检测结果显示患儿的 WAS 基因发生了 c.823G>T(p.G275X)半合子变异,经 Sanger 测序验证,其母亲为该变异携带者,符合 X 连锁隐性遗传规律。c.823G>T(p.G275X)变异未见相关文献和数据库报告。依据 ACMG 评级指南,该变异为疑似致病性变异,确诊 WAS。

4. 治疗经过　给予静注人免疫球蛋白,亚胺培南西司他丁钠联合替考拉宁抗感染,止血,间断输注血小板治疗9天,仍有呼吸急促,口周微绀,复查胸部 CT:双肺弥漫磨玻璃影及细网格状阴影分布位置较前有所变化,双肺下叶阴影较前吸收变淡,上叶及中叶阴影较前明显(图24-1B)。查人巨细胞病毒 DNA 定量(血):9.85×10^3 拷贝/ml,人巨细胞病毒 DNA 定量(尿)2.0×10^6 拷贝/ml,明显升高。换用美罗培南、利奈唑胺、更昔洛韦静滴,并口服复方磺胺甲噁唑片治疗2周,复查胸部 CT:双肺弥漫磨玻璃影较前部分吸收(图24-1C),复查人巨细胞病毒 DNA 定量(血)降至正常,好转出院。后间断输注静脉丙种球蛋白,每次400mg/kg,仅偶有上呼吸道感染,口服药物可治愈。2岁时因感染性腹泻病、血小板减少再次住院治疗,复查血小板计数为 4×10^9/L,予头孢呋辛抗感染,静注人免疫球蛋白 400mg/(kg·d),疗程 5 天,输注血小板 1 单位治疗后症状消失出院。已向家属建议行造血干细胞移植治疗,但家属拒绝,目前定期每月输注静脉丙种球蛋白治疗。

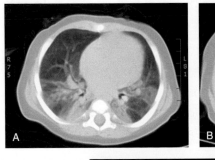
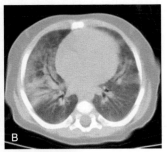
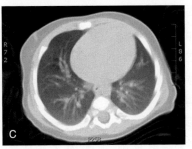

图 24-1　患儿胸部 CT 改变

A. 肺部间质及实质改变;B. 双肺弥漫磨玻璃影及细网格状阴影分布位置较前有所变化,双肺下叶阴影较前吸收变淡,上叶及中叶阴影较前明显;C. 双肺弥漫磨玻璃影较前部分吸收

(李丹　杨颖)

参考文献

1. CANDOTTI F. Clinical manifestations and pathophysiological mechanisms of the Wiskott-Aldrich syndrome. J Clin Immunol, 2018, 38 (1):

13-27.

2. MASSAAD MJ, RAMESH N, GEHA RS. Wiskott-Aldrich syndrome: a comprehensive review. Ann N Y Acad Sci, 2013, 1285: 26-43.

3. MORATTO D, GILIANI S, BONFIM C, et al. Long-term outcome and lineage-specific chimerism in 194 patients with Wiskott-Aldrich syndrome treated by hematopoietic cell transplantation in the period 1980-2009: an international collaborative study. Blood, 2011, 118 (6): 1675-1684.

4. BOSTICARDO M, FERRUA F, CAVAZZANA M, et al. Gene therapy for Wiskott-Aldrich Syndrome. Curr Gene Ther, 2014, 14 (6): 413-21.

5. FERRUA F, CICALESE MP, GALIMBERTI S, et al. Lentiviralhaemopoietic stem/progenitor cell gene therapy for treatment of Wiskott-Aldrich syndrome: interim results of a non-randomised, open-label, phase 1/2 clinical study. Lancet Haematol, 2019, 6 (5): c239 e253.

第二十五章

糖原贮积症Ⅰ型

【概述】

糖原贮积症Ⅰ型(glycogen storage disease type Ⅰ,GSD Ⅰ)是以糖原代谢异常为主要特征的常染色体隐性遗传病。GSD Ⅰ型主要有a、b两种亚型,其中GSD Ⅰa亚型是因*G6PC*基因突变使肝脏葡萄糖-6-磷酸酶(G6PC)催化亚单位缺乏所致,GSD Ⅰb亚型是由于*SLC37A4*基因突变使葡萄糖-6-磷酸转移酶(G6PT)缺乏所致。主要表现为生长迟缓、肝大、高脂血症、反复发作的空腹低血糖和高乳酸血症,GSD Ⅰb患儿还可有中性粒细胞减少和反复感染。在国外,不同人种之间,GSD Ⅰ型总发病率为1∶100 000~1∶20 000,Ⅰa型占80%。国内无准确的流行病学数据。

【病因】

GSD Ⅰa型致病基因*G6PC*位于染色体17q21,由于其突变导致糖原降解或异生过程受阻,不能释放葡萄糖,使6-磷酸葡萄糖堆积,通过糖酵解途径产生过多乳酸,通过磷酸戊糖途径致血尿酸升高,同时生成大量乙酰辅酶A,致血脂升高。GSD Ⅰb型致病基因*SLC37A4*位于染色体11q23,主要由*SLC37A4*基因突变导致G6PT缺乏而引发,导致葡萄糖-6-

磷酸(G6P)转化为葡萄糖出现障碍,其基因产物为跨膜蛋白葡萄糖 -6- 磷酸转移酶,其作用是将葡萄糖 -6- 磷酸从细胞质和内质网膜间隙转运到内质网腔内。当基因突变导致葡萄糖 -6- 磷酸转移酶缺乏时,葡萄糖 -6- 磷酸不能被转运到微粒体膜而进一步水解产生葡萄糖,造成与 GSD Ⅰa 型相同的表现。另外,GSD Ⅰb 型患者因粒细胞减少和 / 或单核细胞减少和功能障碍而出现反复感染如口腔溃疡等表现。

【临床表现】

1. GSD Ⅰa 型 典型临床表现为婴幼儿腹部膨隆、生长发育落后、低血糖(震颤、惊厥、发绀和呼吸暂停)、常有肝大和肾肥大、高脂血症、高尿酸血症和高乳酸血症,部分有腹泻。

2. GSD Ⅰb 型 除以上典型 GSD Ⅰa 型表现外,常出现中性粒细胞减少和功能障碍的表现。

【诊断】

1. 基因诊断 *G6PC* 或 *SLC37A4* 检测到两个等基因致病突变位点可确诊 GSD Ⅰa 型或 GSD Ⅰb 型。

2. 临床诊断 主要依据:肝大、空腹低血糖、高甘油三酯血症、高胆固醇血症、高乳酸血症、高尿酸血症;次要依据:生长迟缓、娃娃脸、中心性肥胖、腹泻、反复鼻出血。GSD Ⅰb 型患儿还可有中性粒细胞减少和反复感染。

【治疗】

1. 饮食治疗 婴儿期采用母乳或麦芽糊精或不含乳糖、含中链甘油三酯(medium-chain triglyceride,MCT)的奶粉,间隔 4~6 小时;幼儿期采用生玉米淀粉 1.6g/kg,每 4~6 小时一次;学龄前及学龄期患儿建议给予生玉米淀粉 1.75~2.5g/kg,

每 4~6 小时一次,建议 1:2 比例与凉白开水混合。目标维持血糖在正常水平,同时限制乳糖、果糖、蔗糖摄入。

2. 辅助治疗　高脂血症:首先要控制血糖平稳,美国医学遗传学会指南不建议 10 岁以下的患者使用降脂药物。高尿酸血症:口服别嘌醇或碱化尿液制剂。高乳酸血症:婴幼儿选择无乳糖奶粉。年长儿口服碳酸氢钠纠正慢性代谢性酸中毒。其他并发症,建议在相关专科医生指导下进行治疗。

3. 肝移植　如果饮食控制失败生长不良或肝腺瘤有恶变的可能,选择肝移植。

4. 基因治疗　目前基因治疗已成为研究热点之一,处于动物实验阶段。

病例 29

1. 病情简介　患儿,女,1 岁 7 个月,发现腹部逐渐膨隆 1 年就诊,患儿无自觉不适,生长发育较同龄儿迟缓,智力正常。

2. 体格检查　体质量为 8.0kg(低于同年龄同性别儿童 2SD),身高为 77.0cm(低于同年龄同性别儿童 2SD),娃娃脸面容,无皮疹及出血点,腹部膨隆,腹围 49cm,腹壁静脉显露,无静脉曲张,肝右肋下 10cm,剑突下 7cm,质中,边缘光滑,触痛阴性,脾左肋下 2cm,质中,缘锐,无触痛。

3. 实验室检查　血常规:血红蛋白为 96g/L,中性粒细胞计数为 0.3×10^9/L,余项正常。生化检查:ALT 197U/L、AST 220U/L、甘油三酯 12.52mmol/L,GLU 2.88mmol/L,凝血大致正常。24 小时尿铜及铜蓝蛋白均正常,K-F 环阴性。嗜肝 RNA 病毒及肝炎病毒阴性。TORCH 感染:阴性。血串联质谱:大致正常。尿气相色谱 - 质谱分析:有机酸谱发现乳酸、

2- 酮戊二酸和 2- 羟基戊二酸较参考值略升高,高度疑似代谢性疾病。

4. 辅助检查　腹部 B 超示:肝大(重度),肝右叶最大斜径 105mm,右叶厚度 69mm,左叶前后径 40mm,左叶上下径 48mm,肝右叶肋下探及 80mm,过脐 24mm;肝脏实质性损害;脾大(轻度,肋下 14mm);胆囊壁稍毛糙增厚;双肾实质回声增强。骨髓穿刺结果回报:增贫骨髓象。肝脏病理示:肝小叶结构未见异常,肝细胞弥漫肿胀伴轻度脂肪变性(图 25-1)。免疫组化结果:CD34 染色未见明显异常,CK7 染色显示胆管增生,HBsAg(−),特殊染色结果:Masson 染色显示汇管区纤维组织增生,PAS(+),PAS+ 消化、铁染色未见异常,网织纤维局部破坏,少许肝细胞铜(+),建议进一步检查以排除肝豆状核变性,结合实验室检查指标考虑为肝糖原贮积症。

5. 遗传学检测　基因检测结果显示该患儿 *G6PC* 基因存在 c.310C>T(p.Q104X) 及 c.648G>T(p.L216L) 复合杂合变异,经 Sanger 测序验证,患儿父亲携带 c.310C>T 变异,母亲携带 c.648G>T 变异,符合常染色体隐性遗传规律。上述两个变异均为文献和数据库报道的与 GSD Ⅰa 型有关的致病性变异。依据 ACMG 指南,上述两个变异均为致病性变异,父母非近亲结婚,GSD Ⅰa 型诊断明确。

6. 治疗经过　入院后给予静滴能量合剂,多烯磷脂酰胆碱静滴,口服肌苷片、葡醛内酯片保肝等治疗,维生素 K$_1$ 预防出血。明确诊断后调整饮食,给予生玉米淀粉喂养,每次 1.6g/kg,每 4~6 小时一次,并嘱每日监测血糖,防止低血糖,同时限制乳糖、果糖、蔗糖摄入。现进行家庭葡萄糖监测,并定期随访(表 25-1),每年复查一次肝胆 B 超,病情逐渐好转。

表 25-1　患儿肝功随访结果

项目	正常值	2016年6月12日	2016年12月21日	2017年6月7日	2017年12月18日	2018年12月21日	2019年12月3日
肝脏肋下 /cm	2.00	10.0	7.0	5.5	4.5	3.5	3.0
脾脏肋下 /cm	1.00	2.9	2.9	2.5	1.5	1.0	0.5
谷丙转氨酶 /(U·L^{-1})	10~30	197.0	89.0	91.0	61.0	36.0	40.0
谷草转氨酶 /(U·L^{-1})	10~50	220.0	136.0	123.0	80.0	70.0	67.0
高尿酸 /(U·L^{-1})	113~470	540.0	484.0	306.0	242.0	234.0	205.0
血乳酸 /(mmol·L^{-1})	0.7~2.1	5.83	4.50	4.10	3.20	2.50	2.14
甘油三酯 /(mmol·L^{-1})	0.5~1.7	12.30	10.40	9.30	8.50	7.80	4.60
总胆固醇 /(mmol·L^{-1})	3.3~5.8	5.58	5.73	5.57	6.95	5.27	5.33
葡萄糖 /(mmol·L^{-1})	3.5~5.6	2.88	2.43	3.60	3.22	3.48	4.14

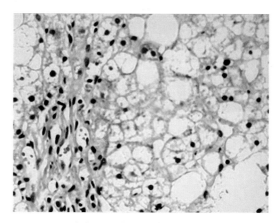

图 25-1　肝脏病理切片（HE 染色），肝细胞体积增大，
胞浆丰富、淡染，富含糖原

（李亚绒）

参 考 文 献

1. KIDO J, NAKAMURA K, MATSUMOTO S, et al. Current status of hepatic glycogen storage disease in Japan: clinical manifestations, treatments and long-term outcomes. J Hum Genet, 2013, 58 (5): 285-292.

2. CHOI R, PARK HD, KO JM, et al. Novel SLC37A4 mutations in korean patients with glycogen storage diseaseIb. Ann Lab Med, 2017, 37 (3): 261-266.

3. KISHNANI PS, AUSTIN SL, ABDENUR JE, et al. American College of Medical Genetics and Genomics. Diagnosis and management of glycogen storage disease type I: a practice guideline of the American College of Medical Genetics and Genomics. Genet Med, 2014, 16 (11): e1.

4. BHATTACHARYA K. Investigation and management of the hepatic glycogen storage diseases. Transl Pediatr, 2015, 4 (3): 240-248.

5. ZHANG J, SHI W, CHEN C. Neonatal glycogen storage disease Ia. Pediatr Neonatol, 2015, 56 (1): 66-67.

第二十六章

糖原贮积症Ⅱ型

【概述】

糖原贮积症Ⅱ型(glycogen storage disease type Ⅱ,GSDⅡ)亦称 Pompe 病,是酸性 α 葡糖苷酶(acid alpha-glucosidase,GAA)基因突变导致的常染色体隐性遗传代谢性疾病,活婴中发病率为 1:40 000~1:50 000,但存在种族及地区差异。GSD Ⅱ 型以骨骼肌和心肌异常糖原沉积为病理学特点,主要引起骨骼肌和心肌功能异常,根据发病年龄、心脏受累和预后,分为婴儿型 GSD Ⅱ(infantile-onset Pompe disease,IOPD)和晚发型 GSD Ⅱ(late-onset Pompe disease,LOPD)。

【病因】

GSD Ⅱ 型系 GAA 酶活性缺失所致,GAA 酶是溶酶体中糖原降解所必需的酶,缺乏时糖原不能被有效分解而堆积在溶酶体中,从而引起骨骼肌、心肌等多种组织的损伤。糖原在心肌细胞中贮积可导致心肌肥厚和心功能损害。致病基因 *GAA*,定位于染色体 17q21~23,有 20 个外显子和 19 个内含子,编码 952 个氨基酸。现已报道的突变位点有 630 余种。

【临床表现】

1. 婴儿型 GSD Ⅱ(IOPD) 在生后最初几个月内可以出现肌张力低下、肌无力和心肌肥厚。如不治疗 1 岁以下的儿童病死率很高。约 4 个月时,绝大多数的患儿可以出现心肌肥厚,心脏扩大,心肌收缩和舒张功能减退,呼吸衰竭,喂养困难,生长发育障碍。这个年龄段约 2/3 的患儿还存在骨骼肌异常,其特征是上肢和下肢近端肌无力、躯干肌无力、巨舌、肝大,导致运动发育迟缓。在婴儿中,普遍存在吞咽和喂养困难,导致营养不良和生长障碍。心脏受累是 IOPD 初期的特征性表现,初次临床评估可行胸部 X 线检查以评估心脏形态。超声心动图在评估心脏结构和功能方面具有重要的价值。心肌肥厚主要影响左心室后壁和室间隔,在婴儿诊断时具有特征性,也可在产前诊断时识别。心肌肥厚可以导致左心室流出道阻塞,心肌收缩期和舒张期功能障碍,可进展为充血性心力衰竭。左心室在心脏磁共振成像可以表现为左心室心肌肥厚、心脏扩张,心肌功能不全或心肌纤维化。典型的心电图特征包括 PR 间隔缩短,显著的心室电压和复极异常。可能存在心律失常,包括室上性心动过速和室性异位心律。IOPD 是一种快速致死性疾病,未经重组人 GAA 酶(recombinant human acid alpha-glucosidase,rhGAA)替代治疗者多于 1 岁内死亡。

2. 晚发型 GSD Ⅱ(LOPD) LOPD 可出现在儿童和青少年期,也可出现在成年期。患者没有典型的婴儿心肌病表现。尽管一些患者的肌无力症状可以追溯到儿童时期,在某些情况下甚至可追溯到 1 岁前,但大多数 LOPD 患者在成年后才开始出现肌无力。发病年龄与表型或疾病严重程度之间的相关性很差,最常见的表现是近端肢体、下肢和躯干肌无力。患者可能有行走、跑步、爬楼梯、从坐位站起来或躺下后试图站起来等大肌肉运动困难。这些症状通常在确诊前 7~10 年出现,症状出现的平均年龄为 27~35 岁。在青少年群体中可有独特的表现,如脊柱僵硬综合征,在老年患者中也有报道,故无论表现在什么年龄,都应予以考虑。有些患者会有原发或同时存在的非典型的肌肉疾病,如上睑下垂、面肌麻痹、眼麻痹、肩胛肱部筋膜肌、肩胛 - 腓骨肌或椎旁肌萎缩。此外,一些患者可能以呼吸无力作为疾病的最初表现,通过感染、误吸或手术导致呼吸衰竭。肥厚型心肌病是 LOPD 中少见的疾病。心电图异常是心脏病理的主要表现,室上性和室性快速性心律失常也相对常见。一些 LOPD 患者的心电图可能提示心室预激,但对小鼠模型的病理学研究表明,糖原贮积症相关心脏电生理解剖改变是心脏环纤维化的普遍破坏,而不是心肌旁路通道的存在。

【诊断】

1. 基因诊断标准　基因检测包括 Sanger 测序和高通量测序确定携带 *GAA* 致病性突变。

2. 酶学检测标准　皮肤成纤维细胞和肌肉组织均可用于准确测定 GAA 酶活性,被认为是 GSD Ⅱ 酶学诊断的金标准。近年来,采用阿卡波糖抑制 MGA 活性后进行外周血 GAA 酶活性的测定;干血滤纸片法 GAA 酶活性检测,具有相对无创、快速、样本便于运输和保存等优点,近年来在国外得到广泛应用,成为筛查和诊断 IOPD 的重要方法。

3. 临床诊断标准　进行性心肌肥厚和心功能不全是 IOPD 的突出表现之一,早期主要表现为心肌肥厚,晚期可出现心脏扩大和心功能不全。进行性肌无力和肌张力低下也是 IOPD 的突出表现之一;IOPD 患儿的全身肌无力还可引起吞咽功能的减退,从而导致喂养困难和体质量不增;吞咽困难所致的咽部分泌物存积及呼吸肌无力可导致患儿反复呼吸道感染和呼吸困难,甚至呼吸衰竭。此外,由于糖原贮积对骨骼肌、心肌和肝细胞的损害,可使 CK、LDH、ALT 及 AST 的升高。在心电图上,短 PR 间期、高 QRS 波和广泛的 T 波倒置是 IOPD 特征性的表现。

【治疗】

采用 rhGAA 替代治疗是目前 IOPD 唯一有效的治疗方法。注射用 α 葡糖苷酶属于 rhGAA 类药物,对于 IOPD 患儿可延缓病程进展,较好地维持病人最大肺活量,延长 6 分钟步行试验距离,有效改善病人生活质量,降低死亡风险,提高整体生存率;还可改善 IOPD 患儿心肌肥厚程度和心脏功能,以及生长和运动发育。rhGAA 酶替代治疗对 GSD Ⅱ 的疗效一方面取决于治疗的早晚,另一方面取决于交叉反应免疫物质(cross reactive immunological material,CRIM)状态,CRIM 阳性的病人,治疗后机体产生的 IgG 抗体滴度较低,可获得较好的疗效;CRIM 阴性者,由于机体内完全缺乏 GAA,治疗后可产生高滴度的 IgG 抗体,疗效较差,可予以利妥昔单抗、氨甲蝶呤和丙种球蛋白来进行免疫耐受诱导,从而改善 rhGAA 酶替代治疗的效果。

病例 30

1. 病情简介　患儿,女,3 个月 20 天,因呼吸道感染就诊,行胸部 X 线检查发现心影增大。患儿平时易出汗,无气喘及呼吸困难,无面色发绀,精神、食纳欠佳,大小便正常。心脏超声提示:肥厚性非梗阻型心肌病。患儿既往无食物、药物过敏史,无输血史,正常预防接种。母亲孕中、晚期曾保胎治疗 2 次,系第 1 胎第 1 产,孕足月顺产,出生 3 100g,有轻度缺氧,无窒息抢救史,生后母乳喂养。父亲健康,母亲有贫血史,否认家族中有遗传病史。

2. 体格检查 神志清楚,精神差,竖头不稳,不会翻身,营养中等,心肺无异常体征,肝脏右肋下 4~5cm,质韧,缘钝,四肢肌力不配合,肌张力低下。

3. 实验室检查 肝功能:谷丙转氨酶 221.0U/L、血氨 88.2μmol/L、血乳酸 4.74mmol/L;心肌酶:谷草转氨酶 582.0U/L、肌酸激酶 984.0U/L、肌酸激酶同工酶 42.0U/L、乳酸脱氢酶 1869.0U/L、乳酸脱氢酶同工酶 686.0U/L、α- 羟丁酸脱氢酶 1750.0U/L;高敏肌钙蛋白 T30.80pg/ml,脑钠肽前体 13179.00pg/ml;α 葡糖苷酶 2.5nmol/(g·min),β- 半乳糖苷酶 287.4nmol/(g·min),酶活力检测结果异常。

4. 辅助检查 胸部 X 线检查:支气管炎改变,心影普大型改变;心脏 B 超:提示肥厚性非梗阻型心肌病表现、卵圆孔未闭(图 26-1)。心电图示双室肥厚,ST-T 改变。

5. 遗传学检测 全外显子组的基因检测结果显示该患儿的 GAA 基因发生 c.1822C>T(p.R608X) 和 c.2102T>C(p.L701P) 杂合变异。经 Sanger 验证,患儿父亲携带 c.2102T>C 基因变异,母亲携带 c.1822C>T 变异,符合常染色体隐性遗传规律。c.1822C>T 变异为文献和数据库报道的与糖原贮积症Ⅱ型相关的致病性变异,c.2102T>C 变异未见相关文献和数据库报道。依据 ACMG 指南,c.1822C>T 变异为致病性变异,c.2102T>C 变异为疑似致病性变异。

6. 治疗经过 给予营养心肌、保肝治疗,卡托普利抑制心肌重构治疗,静脉给予 MyozymeGAA 酶(阿糖苷酶 α) 100mg 替代治疗 1 个月。患儿反复出现呼吸道感染,于诊断后 5 月余因呼吸、心力衰竭死亡。

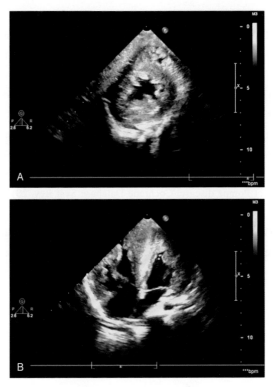

图 26-1　患儿心脏超声图
A. 心脏超声短轴示心室壁肥厚；
B. 心脏超声四腔心示室间隔和心室壁肥厚

（王　涛）

参考文献

1. KOHLER L, PUERTOLLANO R, RABEN N. Pompe disease: from basic science to therapy. Neurotherapeutics, 2018, 15 (4): 928-942.

2. TARNOPOLSKY M, KATZBERG H, PETROF BJ, et al. Pompe disease: diagnosis and management. evidence-based guidelines from a

canadian expert panel. Can J Neurol Sci, 2016, 43 (4): 472-485.

3. BELLOTTI AS, ANDREOLI L, RONCHI D, et al. Molecularapproaches for the treatment of Pompe disease. Mol Neurobiol, 2020, 57 (2): 1259-1280.

4. DESAI AK, KAZI ZB, BALI DS, et al. Characterization of immune response in cross-reactive immunological material (CRIM)-positive infantile Pompe disease patients treated with enzyme replacement therapy. Mol Genet Metab Rep, 2019, 20: 100475.

5. CHEN M, ZHANG L, QUAN S. Enzyme replacement therapy for infantile-onset Pompe disease. Cochrane Database Syst Rev, 2017, 11 (11): CD011539.

6. DO HV, KHANNA R, GOTSCHALL R. Challenges in treating Pompe disease: an industry perspective. Ann Transl Med, 2019, 7 (13): 291.

第二十七章

特发性低促性腺激素性性腺功能减退症

【概述】

在胚胎发育的过程中,产生促性腺激素释放激素(gonadotropin releasing hormone,GnRH)的神经元和嗅觉神经元一起移行,该过程的中断可使 GnRH 合成分泌或作用障碍,导致垂体分泌促性腺激素减少,进而引起性腺功能减退,即为特发性低促性腺激素性性腺功能减退症(idiopathic/isolated hypogonadotropic hypogonadism,IHH)。在此过程中,若同时嗅觉神经元功能受损,可产生嗅觉障碍。因此,根据患者是否合并嗅觉障碍,可分为两大类:伴有嗅觉障碍者,称为卡尔曼综合征(Kallman syndrome);嗅觉正常者,称为嗅觉正常的 IHH(normosmic IHH,nIHH)。据国外数据报道,IHH 总体发病率为(1~10):100 000,男女比例为 5:1,目前国内尚缺乏该病例发病率数据。

【病因】

IHH 病因复杂,原发于下丘脑合成分泌 GnRH 障碍、GnRH 作用缺陷、孤立性 Gn 或其受体编码基因的突变、垂体多种促激素缺乏是低促性腺激素性性腺功能减退症常见的病因,也可以是遗传综合征的一部分。目前已明确 20 余种基因突变可导致 IHH,如 *KAL1*、*FGFR1*、*FGF8*、*PROKR2*、*SOX2*

等。IHH 具有临床和遗传异质性、多种遗传模式,包括 X 连锁隐性遗传、常染色体隐性遗传和显性遗传。目前已知的与 IHH 相关的临床综合征主要包括普拉德 - 威利综合征、努南综合征、CHARGE 综合征、巴尔得 - 别德尔综合征等。

【临床表现】

由于 GnRH 的缺乏,临床主要表现为第二性征不发育和配子生成障碍。男性患者表现为小阴茎、小睾丸或隐睾、无精子生成;女性则表现为乳腺不发育、幼稚外阴和原发闭经。由于嗅觉神经元在胚胎发育移行过程中可能存在受损,因此,40%~60% 的 IHH 患者合并嗅觉功能减退甚至丧失。此外,IHH 患者尚可出现身材比例失调、骨骺闭合延迟、骨质疏松症、面中线发育缺陷、孤立肾、骨骼畸形或牙齿发育不良等。

【诊断】

1. 不良性发育史　男性骨龄>12 岁或生物年龄 ≥ 18 岁,尚无第二性征出现和睾丸体积增大;女性到生物年龄 14 岁,尚无第二性征发育和月经来潮。

2. 低促性腺激素水平　男性睾酮水平 ≤ 3.47nmol/L (100ng/dl)、女性雌二醇(E_2)水平低,且促卵泡激素(FSH)和黄体生成素(LH)水平低或正常;IHH 筛查及治疗方案选择流程可参考 2015 版《特发性低促性腺激素性性腺功能减退症诊治专家共识》,详见图 27-1。

【治疗】

对于确诊 IHH 的患者,男孩 14 岁、女孩 13 岁应该开始治疗。治疗目的为促进性发育,诱导青春期的启动,恢复和维持正常的性激素水平及其性腺功能,保存成年后的生育功能。

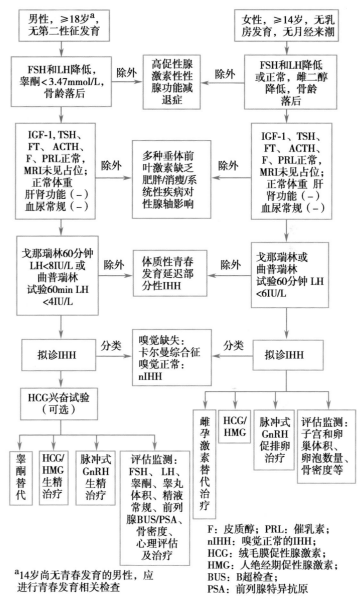

图 27-1　IHH 筛查及治疗方案选择流程图

1. 男性 IHH 治疗　睾酮替代治疗、hCG/ 人类绝经期促性腺激素（hMG）联合生精治疗、脉冲式 GnRH 生精治疗是目前最主要的 3 种治疗方案。

（1）睾酮替代治疗：①剂量和方案：初始口服十一酸睾酮胶丸 40mg，1~3 次 /d，或每月 1 次肌内注射十一酸睾酮注射剂 125mg。6 个月后可增加到成人剂量：十一酸睾酮胶丸，80mg，2~3 次 /d 或每月 1 次肌内注射十一酸睾酮注射剂 250mg；此方案优势在于逐渐增加睾酮剂量，模拟正常青春发育过程，让患者逐渐出现男性化表现，可避免睾酮升高过快导致痛性勃起。②<18 岁的小阴茎患者：短期内小剂量睾酮治疗，有助于阴茎增大接近同龄人，而一般不影响骨龄和成年终身高。③疗效：用药 6 个月后可有明显男性化表现，2~3 年后可接近正常成年男性水平。④随访：初始治疗 2 年内，每 2~3 个月随访监测第二性征、促性腺激素和睾酮变化。此后可每年随诊 1 次，行常规体检、促性腺激素、睾酮等；特别需要注意的是，在治疗过程中，应密切监测睾丸体积变化。若睾丸体积呈进行性增大，需警惕下丘脑 - 垂体 - 性腺轴功能逆转为正常的可能性，应停药观察。

（2）hCG/hMG 联合生精治疗：①主要应用于有生育需求的 IHH 患者。②剂量和方案：先每周 2 次肌内注射 hCG 2 000~3 000IU，共 3 个月，其间可根据患者情况，适当调整 hCG 剂量，尽量使血睾酮维持在 10.41~17.35nmol/L；然后联合应用 hMG75~150IU，肌内注射，每周 2~3 次，进行生精治疗。③疗效：70%~85% 患者在联合用药 0.5~2 年内可产生精子。④随访：每 2~3 个月随访 1 次，监测睾丸体积、血睾酮和 β-hCG 水平和精液常规。

（3）脉冲式 GnRH 生精治疗：由于 GnRH 泵可持续性脉冲式输注 GnRH，且脉冲节律可模拟青春发育过程，使 IHH 患者第二性征发育,并获得生育能力,更符合下丘脑 - 垂体 - 性腺轴生理调节机制,因此是目前最理想的治疗方法。①适用人群:有生育需求的 IHH 患者,并且垂体前叶存在足够数量功能完整的促性腺激素细胞。②剂量和方案:GnRH(戈那瑞林)10μg/90min。带泵 3 天后,如血 LH ≥ 1.0IU/L,提示初步治疗有效;如 LH 无升高,提示垂体前叶促性腺激素细胞缺乏或功能严重受损,治疗预后不佳。③疗效:治疗 3 个月后就可能有精子生成。非隐睾患者 2 年精子生成率 100%。④随访:每月随访 1 次,监测 FSH、LH、睾酮和精液常规,进而调整戈那瑞林的剂量和频率,尽可能将睾酮维持在正常中值水平。稳定后可每 3 个月随访 1 次,依据患者的具体情况调整药物剂量。

2. 女性 IHH 治疗　方案的制定需遵循个体化治疗原则。若无生育要求,可周期性雌孕激素替代治疗,促进第二性征发育。当有生育要求时,可切换为促性腺激素促排卵或脉冲式 GnRH 治疗。

(1)雌孕激素替代治疗:尽量模拟正常青春发育过程。参考方案:起始小剂量雌激素戊酸雌二醇 0.5~1mg,1 次 /d,6~12 个月;然后逐渐上调戊酸雌二醇 2mg,1 次 /d,6~12 个月;动态监测第二性征发育情况。如乳腺发育和子宫大小接近或达到成年女性水平,随后可行周期性雌孕激素联合治疗,戊酸雌二醇 2mg,1 次 /d,11 天,戊酸雌二醇 2mg 联合醋酸环丙孕酮 1mg,10 天,停药期间可有撤退性阴道出血。治疗的前 2 年,每 2~3 个月随访 1 次,动态观察乳腺和子宫大小变化,此后,每 6~12 个月随访 1 次。

(2)促排卵治疗:脉冲式 GnRH 治疗,可诱导规律月经和排卵,获得妊娠机会。临床常用方案为戈那瑞林 10μg/90min。在治疗过程中,为防止出现卵巢过度刺激和卵泡破裂,需每2~3个月随访1次,动态监测促性腺激素、雌二醇、孕酮、子宫、卵巢体积和卵泡数目变化。

病例 31

1. 病情简介 患儿,男,2岁2个月,以"发现阴茎短小2年余"为代主诉就诊。出生后家长发现患儿阴茎短小,未测量,双侧阴囊内未触及睾丸,无尿道裂口,无异常排泄物,无色素沉着,无多毛,不伴频繁呕吐、腹泻,无喂养困难,未予特殊处理。近2年来阴茎增长不明显,为进一步诊治入院检查。

2. 体格检查 体重11.6kg,身高87cm。身材矮小,营养欠佳,神志清,精神可,嗅觉反应差。未见特殊面容。心肺腹未见异常。阴茎长度约1.5cm,直径约1.0cm,双侧睾丸体积约0.5ml,质地正常(图27-2)。

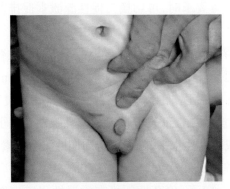

图 27-2 患儿阴茎短小,双侧阴囊未触及睾丸

3. 辅助检查 头颅MRI扫描示腺垂体较小,嗅球显示不清;骨龄2岁左右;阴囊B超示双侧睾丸均位于阴囊内,测左侧大小约7.2mm×3.3mm×3.1mm,右侧大小约5.8mm×2.5mm×2.3mm,轮廓规则,其内为细密光点,分布均匀。

4. 实验室检查　甲状腺功能、ACTH、COR 均正常；性激素：黄体生成素 0.00mIU/ml、卵泡刺激素 0.70mIU/ml、催乳素 4.81ng/ml、雌二醇<10pg/ml、孕酮 0.10ng/ml、睾酮<0.45nmol/L、总 β 人绒毛膜促性腺激素<1.20mIU/ml。双氢睾酮、抑制素 B、抗米勒管激素正常。激发试验：3 天 hCG 激发试验：血睾酮升高约 2 倍（表 27-1）。

表 27-1　　LHRH 激发试验（戈那瑞林）

	0 分钟	30 分钟	60 分钟	90 分钟
LH/(mIU·ml^{-1})	0.0	1.77	1.54	1.13
FSH/(mIU·ml^{-1})	0.7	4.03	4.80	5.09

5. 遗传学检测　染色体核型 46,XY；全外显子组的基因检测结果显示该患儿的 ANOS1 基因存在 c.68_104del（p.L23Rfs*20）半合子变异，经 Sanger 测序验证，该变异遗传自母亲，符合 X 染色体隐性遗传规律。c.68_104del 变异未见相关文献和数据库报道。依据 ACMG 指南，该变异为疑似致病性变异。

6. 治疗经过　诊断先天性低促性腺激素性性腺功能减退症，伴有嗅觉障碍，考虑为卡尔曼综合征。hCG500IU 肌内注射 1 次 / 周，治疗 3 月，测阴茎长度约 1.8cm，双侧睾丸体积为 0.5~1ml，提示治疗有效，监测未发现不良反应。动态观察阴茎睾丸发育情况，定期复诊。

（汪治华　刘　超　杨　颖）

参考文献

1. 李佩佩，路荣梅，林纬，等 . 卡尔曼综合征的临诊应对 . 中华内分泌代谢杂志 , 2018, 34 (1): 72-76.

2. 茅江峰, 窦京涛, 伍学焱. 特发性低促性腺激素性性腺功能减退症诊治专家共识解读. 中国实用内科杂志, 2016, 36 (3): 204-207.
3. 黄奇彬, 伍学焱. 男性特发性低促性腺激素性性腺功能减退的逆转现象. 中华医学杂志, 2019, 99 (20): 1594-1596.
4. GRONIER H, PEIGNÉ M, CATTEAU-JONARD S, et al. Ovulation induction by pulsatile GnRH therapy in 2014: literature review and synthesis of current practice. Gynecol Obstet Fertil, 2014, 42 (10): 732-740.

第二十八章

威廉姆斯综合征

【概述】

威廉姆斯综合征（Williams syndrome，WS），又称 Williams-Beuren 综合征（Williams-Beuren syndrome，WBS），是一种由于 7q11.23 区域 1.5~1.8Mb 基因杂合微缺失所致的多系统异常综合征。虽然属于常染色体显性遗传病，但大部分为散发病例，极少有家族史，其发病率约为 1∶10 000。中国香港活产婴儿中的发病率为 1∶23 500，内地暂无相关的流行病学调查报告。主要表现为心血管异常（典型者为主动脉瓣上狭窄）、发育迟缓、行为心理异常、内分泌异常等。目前尚无特效治疗，需要根据情况选择药物、手术、心理及认知行为治疗等对症处理。

【病因】

威廉姆斯综合征是由染色体 7q11.23 区域包括 *ELN* 基因在内的相邻基因杂合性微缺失所致。染色体 7q11.23 区域包含 28 个基因，目前尚未发现该区域某一单基因是威廉姆斯综合征的致病基因。在该区域中的弹性蛋白基因（*ELN* 基因）所编码的弹性蛋白是各器官结缔组织中的弹性纤维的重要成分，也是血管壁结构的主要成分。该基因缺失会导致结缔组织异常、弹性蛋白动脉病等。

【临床表现】

1. 特殊面容　眶周皮下组织饱满、眶距增宽、星状虹膜、人中长、嘴唇厚、宽嘴及小下颌，称为小精灵面容。

2. 心血管疾病　约 80% 的患者存在弹性蛋白动脉病，可影响任何动脉。周围型肺动脉狭窄 (37%~61%) 在婴儿期较常见，但随着时间的推移可有改善。瓣上型主动脉狭窄较常见 (35%~65%)，程度可轻可重，还可发生高血压。动脉狭窄导致左心阻力增高、心肌肥厚和心力衰竭。其他异常包括肾动脉狭窄、胸主动脉狭窄、腹主动脉狭窄、二尖瓣脱垂和主动脉瓣关闭不全、肠系膜动脉狭窄、颅内血管异常等。

3. 认知能力　75% 的患儿有轻度智力障碍，但个性外向且容易亲近，喜欢与成年人互动，喜欢用成人的口吻不停地说，但对于言语的理解力较差。

4. 牙齿　牙齿小，牙缝大，常有咬合障碍。

5. 听力　50% 的患儿有慢性中耳炎，90% 对声音的敏感性增加，63% 的患儿有轻度至中度听力损失，多为进行性感音神经性听力损失。

6. 其他方面　特发性高钙血症、甲状腺功能减退、青春期提前、尿频和遗尿症、慢性腹痛、肌张力低下、精细运动功能受损、泪道阻塞、远视、斜视、声音嘶哑或声音低沉等。

【诊断】

1. 临床诊断　如患者有典型面容、心脏改变 (主动脉瓣上型主动脉狭窄、周围型肺动脉狭窄) 时应注意威廉姆斯综合征的可能。

2. 基因诊断　基因诊断方法包括微阵列比较基因组杂

交分析（array-CGH）、荧光原位杂交（FISH）、多重连接探针扩增技术（MLPA）等。检出染色体 7q11.23 区域 1.5~1.8Mb 杂合微缺失可明确诊断为威廉姆斯综合征。

【治疗】

1. 心血管系统　手术治疗主动脉瓣上狭窄、肺动脉狭窄、二尖瓣关闭不全或肾动脉狭窄等。控制高血压，目前研究表明钙通道阻滞剂对威廉姆斯综合征高血压效果较好。

2. 精神、心理与发育　应通过早期干预、特殊教育来解决精神发育障碍问题，鼓励学习掌握日常的生活技能。

3. 高钙血症　增加液体摄入量；调整饮食结构，减少饮食摄入钙；避免食用含有维生素 D 制剂；可口服类固醇药物进行治疗。

4. 内分泌　甲状腺功能减退者口服甲状腺素治疗。青春期提前可使用促性腺激素释放激素拮抗剂进行治疗。

病例 32

1. 病情简介　患儿，男，1 岁 7 个月，以"发现心脏杂音 1 年余"主诉入院。生长发育落后，体重 8.4kg，小精灵面容（图 28-1）。半岁时发现心脏杂音，心脏彩超示：先天性心脏病、主动脉发育不良伴主动脉瓣上狭窄，右肺动脉狭窄，临床考虑为威廉姆斯综合征。

2. 体格检查　胸骨右缘第 2 肋间可闻及收缩期喷射样杂音。

3. 辅助检查　心脏彩超结果心脏彩超提示主动脉瓣上流速 418cm/s，压差 70mmHg（图 28-2A），主动脉瓣上及左、右肺动脉均有狭窄。

4. 遗传学检查　1 岁半时行 MLPA 检测显示 *ELN* 基因在内的威廉姆斯综合征关键区域存在杂合缺失,确诊为威廉姆斯综合征。

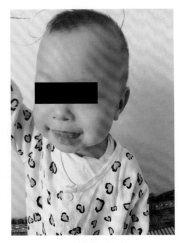

图 28-1　小精灵面容

5. 治疗经过　心脏彩超提示主动脉瓣上流速 418cm/s,压差 70mmHg(图 28-2A),主动脉瓣上及左、右肺动脉均有狭窄。考虑为主动脉窦管交界处狭窄严重(图 28-2B),需手术干预。完善术前常规检查后,在全麻体外循环下行主动脉瓣上狭窄解除、左、右肺动脉狭窄解除。术中见主动脉瓣上明显狭窄(图 28-3A),主动脉壁、肺动脉壁均明显增厚(图 28-3B),术中以 Y 形心包补片加宽主动脉无冠窦、右冠窦及升主动脉根部,另取心包补片加宽左、右肺动脉。术后给予强心、利尿、抗感染治疗,顺利出院。出院后嘱监测血压,定期复查心脏彩超。

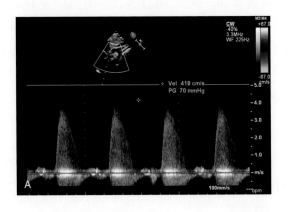

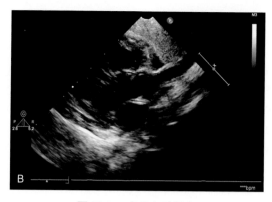

图 28-2　患儿心脏超声

A. 多普勒主动脉瓣上血流明显增快;B. 超声左室
长轴切面示主动脉窦管交界及升主动脉狭窄

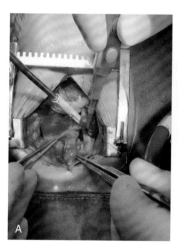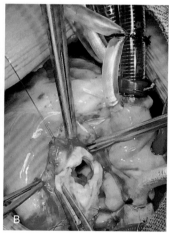

图 28-3　患儿术中主动脉显示

A. 术中探查见主动脉瓣上及升主动脉狭窄;B. 术中切开
主动脉根部可见主动脉血管壁明显增厚

（郭建军　李　刚）

参 考 文 献

1. POBER BR. Williams-Beuren syndrome. N Engl J Med, 2010, 362 (3): 239-252.

2. STRØMME P, BJØRNSTAD PG, RAMSTAD K. Prevalence estimation of Williams syndrome. J Child Neurol, 2002, 17 (4): 269-271.

3. ADAMS GN, SCHMAIER AH. The Williams-Beuren Syndrome-a window into genetic variants leading to the development of cardiovascular disease. PLoS Genet, 2012, 8 (2): e1002479.

4. SCHLESINGER BE, BUTLER NR, BLACK JA. Severe type of infantile hypercalcaemia. Br Med J, 1956, 1 (4959): 127-134.

5. BONGIOVANNI AM, EBERLEIN WR, JONES IT. Idiopathic hypercalcemia of infancy, with failure to thrive; report of three cases, with a consideration of the possible etiology. N Engl J Med, 1957, 257 (20): 951-958.

6. DEL PASQUA A, RINELLI G, TOSCANO A, et al. New findings concerning cardiovascular manifestations emerging from long-term follow-up of 150 patients with the Williams-Beuren-Beuren syndrome. Cardiol Young, 2009, 19 (6): 563-567.

第二十九章

戊二酸尿症 II 型

【概述】

戊二酸尿症 II 型 (glutaric aciduria type II, GA II) 又称多种酰基辅酶 A 脱氢酶缺乏症 (multipleacyl-CoA dehydrogenase deficiency, MADD), 为常染色体隐性遗传性线粒体能量代谢障碍性疾病。1976 年由 Przyrembel 等首次确认。临床分为 3型, 即新生儿期发病伴先天畸形、新生儿期发病不伴先天畸形, 以及轻症和/或迟发型。重症者常于新生儿期、婴幼儿期死亡, 晚发型 (轻症) 患儿可于各个年龄起病, 临床主要表现为脂质沉积性肌病。晚发型 GA II 型患儿对维生素 B_2 治疗敏感, 是为数不多的可治疗的遗传代谢疾病之一, 因此及时诊断和治疗非常重要。由于本病较为罕见, 临床报道不多, 这一可治的疾病往往被延误诊治。

【病因】

ETFA、*ETFB* 及 *ETFDH* 基因突变是导致 GA II 的重要原因。电子转运黄素蛋白 (electron transfer flavoprotein, ETF) α 或 β 亚单位或 ETF 脱氢酶 (electron transfer flavoprotein dehydrogenase deficiency, ETFDH) 缺陷, 导致多种脂肪酸、支链氨基酸等代谢障碍, ETF 或电子转运黄素蛋白泛醌氧化还

原酶(ETF-QO)功能障碍最终使脂肪酸氧化失败,从而导致由脂肪酸产生的三磷酸腺苷(ATP)生物合成受阻,造成过多的脂质沉积和糖异生紊乱。

【临床表现】

GAⅡ型临床表现轻重不一,代谢产物的排泄也有一定的个体差异,主要与残留的缺陷位点酶的活性及其与酰基辅酶A结合的能力有关。根据发病年龄可以分为3型:①新生儿期发病伴先天畸形;②新生儿起病不伴先天畸形;③轻型或晚发型。

本病的主要临床特征为:①反复发作的非酮症性或低酮症性低血糖;②脂质贮积性肌病;③代谢性酸中毒及轻度的高氨血症。此外,急性发作期可表现为肌张力低下或类似瑞氏综合征样疾病。新生儿期发病者多有严重的多酰基辅酶A缺陷,发病早,临床症状较重,严重者可死于新生儿期;晚发型程度较轻,大部分患儿主要表现为进行性脂质沉积性肌病、肌无力和肌痛,部分患儿甚至仅在成人时表现为肌无力。

【诊断】

1. 基因诊断标准 *ETFA*、*ETFB* 和 *ETFDH* 基因检测到致病性突变。

2. 临床诊断标准 尿气相色谱 - 质谱(GC-MS)法分析可有戊二酸、乙基丙二酸、异戊酸及己二酸、辛二酸、癸二酸等多种有机酸升高。血串联质谱(MS-MS)检测可发现短中长链酰基肉碱(C4~C12)浓度升高。肌肉病理以脂质沉积性肌病为主要特点,可见肌纤维内大量脂滴沉积,以Ⅰ型肌纤维受累为主。

【治疗】

1. 改变生活方式　GAⅡ型患儿应避免饥饿,进食低脂、低蛋白及高碳水化合物饮食。

2. 药物治疗　大剂量维生素 B_2(150~300mg/d) 可以改善 GAⅡ型患儿的临床症状和代谢指标,轻型病例甚至可以完全恢复,因此早期治疗非常重要。是否需合用左旋肉碱仍有争议,如果存在继发的肉碱降低时可加用。对于辅酶 Q_{10} 缺乏的戊二酸尿症患儿,可联合应用辅酶 Q_{10} 与维生素 B_2。急性发作期,首先限制脂肪和蛋白摄入,给予高热量饮食或静脉输注葡萄糖,抑制分解代谢,促进合成代谢,减少酸性代谢物的产生;同时可给予左旋肉碱和甘氨酸,促进有毒酸性代谢物的排出,尽快纠正代谢性酸中毒。

病例 33

1. 病情简介　患儿,男,8岁4个月,因"腹痛伴精神差6天,昏迷6小时"于2019年1月23日入院。6天前患儿无明显诱因出现腹痛,以脐周为主,性质描述不清,不伴发热,无抽搐,伴有呕吐,6~7次/d,非喷射性,呕吐物为胃内容物及黄色胆汁样物,吐后腹痛稍可缓解,家属自行给予中药贴敷肚脐及口服中药后腹痛稍缓解。4天前患儿腹痛较前加重,精神仍差,就诊于当地医院,给予输液治疗(具体不详),患儿病情未见明显好转且出现头晕,于入院前1天就诊于当地医院急诊,给予补液等对症治疗后,转运至我院。6小时前,患儿转运途中突然出现昏迷,表现为呼之不应,但对疼痛有反应,无抽搐,无皮疹,无发热等,来我院后出现呕吐5次,咖啡样物,量大,急诊以"昏迷待查"收入。

患儿既往体健。生长发育正常。母孕期体健,父母非近亲结婚,否认家族中具有相同及类似疾病史,无家族遗传倾向疾病。

2. 体格检查 体温36.5℃,呼吸31次/min,心率130次/min,血压102/62mmHg。神志不清,嗜睡状,昏迷评分10分(睁眼4分、运动5分、语言1分),面色欠红润,无脱水貌。全身皮肤无皮疹及出血点,全身浅表淋巴结未触及肿大。眼睑无水肿,巩膜无黄染,瞳孔:左0.5cm,右0.5cm,等大等圆,对光反射灵敏。口唇欠红润,口腔黏膜光滑,颈软,三凹征阴性,双肺呼吸音清,未闻及干湿啰音。叩诊心界正常,心律齐,心音有力,未闻及杂音。腹部平软,全腹压痛阳性,肝肋下2.5cm,剑下未触及,脾肋下未触及,肠鸣音4次/min。双侧膝腱反射亢进,左侧巴宾斯基征阳性,余病理征及脑膜刺激征阴性,四肢肌力查体不配合,肌张力粗测正常。

3. 实验室及辅助检查 血常规、尿常规、肾功、心肌酶、电解质、血糖大致正常。肝功:总胆红素31.5μmol/L、直接胆红素25.40μmol/L、谷丙转氨酶107U/L、谷草转氨酶147U/L、总胆固醇6.39mmol/L。血气分析:pH 7.50,二氧化碳分压10.1mmHg,氧分压143mmHg,氧饱和度99.5%,血红蛋白13.7g/dl,钠离子138mmol/L,钾离子3.55mmol/L,钙离子1.17mmol/L,碳酸氢根7.8mmol/L,标准碳酸氢盐14.5mmol/L,碱剩余−13.2mmol/L。血氨194.3μmol/L。脑脊液常规、生化均大致正常。脑脊液革兰氏染色、墨汁染色、抗染色均阴性。心电图大致正常。腹部B超:腹腔未见腹水;肝大(右肋下32mm);胆、胰、脾未见明显异常。头颅CT:透明隔间距增宽。血MS-MS分析:多种酰基肉碱含量增高(表29-1)。尿

GC-MS 分析：戊二酸、乳酸及多种二羧酸、羟基酸含量升高（表 29-2）。

表 29-1　患儿串联质谱法血浆肉碱水平检测结果

检测指标	结果	参考值 /μM
游离肉碱（C0）	9.236	10.000~60.000
丁酰肉碱（C4）	0.964	0.060~0.500
异戊酰肉碱（C5）	0.693	0.040~0.300
月桂酰肉碱（C12）	0.463	0.020~0.200
肉豆蔻酰肉碱（C14）	0.856	0.020~0.250
肉豆蔻烯酰肉碱（C14：1）	0.652	0.010~0.300

表 29-2　患儿尿气相质谱检测结果

检测指标	结果	参考值 nmol/ml
戊二酸 -2	173.02	0.00~8.44
乳酸 -2	71.20	0.00~6.70
3- 羟基戊二酸 -3	24.2	0.00~0.50
辛烯二酸 -2	68.72	0.00~8.37
3- 羟基辛二酸 -3	12.56	0.00~8.95
3- 羟基癸二酸 -3	12.12	0.00~10.34
十二烷二酸 -2	1.19	0.00~0.50

4. 遗传学检测　全外显子组的基因检测结果提示本例患儿携带了 *ETFDH* 基因 c.1281_1282delAA（p.I428Rfs*6）杂合变异和 c.1213A>G（p.K405E）杂合变异，且分别遗传自母

亲和父亲,符合常染色体隐性遗传规律。c.1281_1282delAA变异位点在文献及数据库中已有报道与戊二酸尿症Ⅱ型相关,c.1213A>G 未见相关文献及数据库报道。根据 ACMG 对基因变异的评级指南,c.1281_1282delAA(p.I428Rfs*6)为疑似致病性变异,c.1213A>G(p.K405E)为临床意义未明变异。

5. 治疗经过　给予禁食、补液、抗感染,血液净化、食醋灌肠、静点精氨酸降血氨等对症治疗,患儿病情逐渐好转,血氨恢复正常,意识转清醒,根据血氨基酸检测及尿有机酸分析结果,结合基因检测诊断 GA Ⅱ,给予低脂低蛋白高碳水化合物饮食,口服维生素 B_2 片,静脉滴注左卡尼汀改善代谢等治疗,患儿精神食纳良好,活动正常,病情稳定。出院后继续低脂低蛋白高碳水化合物饮食,口服维生素 B_2 片 50mg/ 次,4 次 /d;左卡尼汀口服液 10ml/ 次,2 次 /d。出院 1 个月后来院复查,血各类氨基酸检测及尿有机酸分析均未见明显异常,未再出现类似症状。

(汪治华　李 佳　杨 颖)

参考文献

1. CURCOY A, OLSEN RK, RIBES A, et al. Late-onset form of beta-electron transfer flavoprotein deficiency. Mol Genet Metab, 2003, 78 (4): 247-249.

2. PRZYREMBEL H, WENDEL U, BECKER K, et al. Glutaric aciduria type Ⅱ: report on a previously undescribed metabolic disorder. Clin Chim Acta, 1976, 66 (2): 227-239.

3. BRUNO C, DIMAURO S. Lipid storage myopathies. Curr Opin Neurol, 2008, 21 (5): 601-606.

4. HORVATH R. Update on clinical aspects and treatment of selected vitamin-responsive disorders Ⅱ (riboflavin and CoQ 10). J Inherit Metab

Dis, 2012, 35 (4): 679-687.

5. LAFORÊT P, VIANEY-SABAN C. Disorders of muscle lipid metabolism: diagnostic and therapeutic challenges. Neuromuscul Disord, 2010, 20 (11): 693-700.

第三十章

希特林蛋白缺乏症

【概述】

希特林蛋白缺乏症（citrin deficiency）是由于 *SLC25A13* 基因突变所致的常染色体隐性遗传病。希特林蛋白缺乏症包含 Citrin 缺乏所致的新生儿肝内胆汁淤积症（neonatal intrahepatic cholestasis caused by citrin deficiency，NICCD）、Citrin 缺陷导致的生长发育落后和血脂异常（failure to thrive and dyslipidemia caused by citrin deficiency，FTTDCD）和成年发作的瓜氨酸血症Ⅱ型（adult onset type Ⅱ citrullinemia，CTLN2）三种不同表型。希特林蛋白缺乏症三种表型和生化表现均缺乏特异性，不同患者之间，甚至同一患儿在疾病不同阶段的临床表现也存在很大差异。*SLC25A13* 突变基因的携带率在中国为 1.54%，日本为 1.46%，韩国为 0.9%，在东亚地区相对较高。研究表明，NICCD 的发病率为 1∶19 000，而 CTLN2 的发病率为 1∶230 000~1∶100 000。

【病因】

Citrin 缺乏症是位于线粒体内膜上的载体蛋白 Citrin 的异常引起的先天性代谢性疾病，由于 *SLC25A13*（其定位在 7q21.3）基因突变导致其编码的 Citrin 蛋白缺乏或功能缺陷，引起机体代谢紊乱。中国人常见的 *SLC25A13* 基因突变类型依次为 c.851_854del、c.IVS6+5G>A、c.1638_1660dup23 和 c.IVS16ins3kb，这四种突变占我国总突变 83% 以上。突变类型具有地区差异性，据报道，我国南方 *SLC25A13* 基因纯合子突变频率约为 1∶9 200，而在我国北方约为 1∶3 500 000，南方比北方的发病率高，但北方群体在 *SLC25A13* 位点的等位基因异质性高于南方群体。目前，尚无证据显示突变类型与发病年龄、疾病严重程度有关。截止至 2019 年 3 月，HGMD 数据库一共记录了 119 个 *SLC25A13* 基因的变异位点。

【临床表现】

NICCD、PTTDCD 和 CTLN2 是目前希特林缺乏症的三种主要的临床表型。NICCD 主要表现为出生后黄疸持续不退，伴或不伴大便颜色浅淡，肝脏轻度肿大或无明显肿大。NICCD 还有多种非特异临床表现，包括娃娃脸、喂养困难、生长发育迟缓、腹泻、低血糖、低蛋白血症、溶血性贫血、凝血时间延长，可有白内障等半乳糖血症表现等。FTTDCD 和 CTLN2 患儿除有高蛋白、高脂血症及低碳水化合物饮食偏好外，FTTDCD 也可有疲乏、生长发育迟缓、低血糖及胰腺炎；CTLN2 还有精神神经症状，意识障碍、行为异常、定向力障碍、记忆力障碍等，反复发作高氨血症。高脂血症和肝癌是 CTLN2 的主要并发症。

【诊断】

1. 基因诊断　*SLC25A13* 检测到两个等位基因为致病性突变即可确诊本病。

2. 临床诊断

（1）NICCD 诊断临床依据：①黄疸、肝脏大等婴儿肝内胆汁淤积表现,部分有凝血功能障碍;②血生化提示结合胆红素为主、胆汁酸、酶学指标(如 GGT、ALP、AST、ALT)等升高;甲胎蛋白明显增高、高血氨、高乳酸血症、总蛋白及白蛋白降低;③血串联质谱分析可发现瓜氨酸、苏氨酸、精氨酸、蛋氨酸、酪氨酸等氨基酸增高,血游离脂肪酸也增高;④尿液有机酸分析可有半乳糖醇和半乳糖酸等升高;⑤肝脏 MIR、CT、B 超或病理提示脂肪肝。

(2)CTLN2 诊断临床依据:①喜食富含蛋白质和脂肪的食物,厌食富含糖类的食物;②一般营养状况差,BMI 明显偏低;③反复发作的神经精神系统症状;④实验室检查示高氨血症、血清瓜氨酸、精氨酸升高;⑤肝脏病理检查常表现为脂肪肝。

(3)PTTDCD 临床依据:患儿除有高蛋白、高脂及低碳水化合物饮食偏好外,还有疲乏、生长发育迟缓、低血糖及胰腺炎,生化提示高脂异常。

【治疗】

1. NICCD　补充脂溶性维生素(包括维生素 A、D、E、K)和应用无乳糖配方奶和 / 或强化中链甘油三酯(MCT)的奶粉治疗原则,症状 1 岁内可缓解。

2. FTTDCD　除外饮食治疗,使用丙酮酸可能促进生长。

3. CTLN2　前期治疗可使用精氨酸可降低血氨浓度、减少卡路里或碳水化合物摄入;增加蛋白摄入可减轻高甘油三酯血症。使用精氨酸、丙酮酸和 MCT 可延缓肝移植。肝移植目前是 CTLN2 最有效的治疗方法,可消除富含蛋白饮食的偏好,使绝大多数患者在代谢及精神上趋于正常。

确诊患者应避免饮酒、含糖食物及某些药物如甘油果糖或输注高糖。常规治疗肝性脑病的方法,如高碳水化合物、低蛋白饮食,以及输注富含高糖的溶液,均不能用于 CTLN2 患者的治疗。

病例 34

1. 病情简介及体格检查 患儿,男,2 个月 7 天,以"发现皮肤、巩膜黄染 2 月余"入院,皮肤巩膜中度黄染,无出血点,娃娃脸(图 30-1),肝下 4.0cm 质软,脾肋下未及。

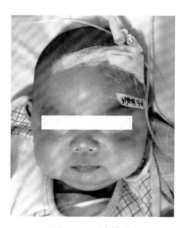

图 30-1 娃娃脸

2. 实验室检查 总胆红素 126.7μmol/L、直接胆红素 77.2μmol/L、谷丙转氨酶 87U/L,谷草转氨酶 167U/L,白蛋白 28.4g/L,球蛋白 14.1g/L,谷氨酰转肽酶 128.3U/L、总胆汁酸 301.8μmol/L,甲胎蛋白 12 000ng/ml,凝血酶原时间 19 秒。血串联质谱分析:瓜氨酸、精氨酸、甲硫氨酸、酪氨酸等多种氨基酸含量增高,提示希特林蛋白缺乏症。尿气相色谱 - 质谱分析示苯乳酸、4- 羟基苯乳酸和 4- 羟基苯丙酮酸较参考值升高,检出苯丙酮酸,提示代谢异常。

3. 遗传学检测 二代测序及 LD-PCR 结合 Sanger

测序的基因检测结果显示该患儿 *SLC25A13* 基因发生
c.852_855delATAC（p.M285Pfs*2）和 IVS16ins3kb 复合杂合
变异。经 Sanger 测序验证，其父亲携带 c.852_855delATAC 变
异，母亲携带 IVS16ins3kb 变异，符合常染色隐性遗传规律。
上述两个均是文献和数据库报道的与 Citrin 缺乏症相关的致
病性变异。依据 ACMG 指南，上述变异均为致病性变异。父
母非近亲结婚。

4. 治疗经过　补充脂溶性维生素 A、D、E 及维生素 K_1，
更换富含中链脂肪酸的奶粉喂养，口服熊去氧胆酸胶囊利胆
退黄等综合治疗，7 天后黄疸减轻。出院后继续富含中链脂
肪酸的奶粉喂养，继续熊去氧胆酸胶囊口服，定期门诊随访如
表 30-1。

表 30-1　患儿肝功随访结果

项目	正常值	2019 年 5 月 12 日	2019 年 5 月 27 日	2019 年 6 月 27 日	2019 年 7 月 28 日	2019 年 10 月 21 日	2019 年 11 月 3 日
总胆红素 /（μmol·L⁻¹）	3.4~20.5	284.6	126.7	61.4	36.4	14.4	6.5
直接胆红素 /（μmol·L⁻¹）	0~6.8	130.2	77.6	32.5	23.1	5.1	2.6
谷丙转氨酶 /（U·L⁻¹）	4~35	97	87	91	61	70	36
谷草转氨酶 /（U·L⁻¹）	10~50	176	143	123	80	70	42
碱性磷酸酶 /（U·L⁻¹）	124~341	594	495	458	420	334	205
白蛋白 /（g·L⁻¹）	37~51	28.4	30.2	39.4	46.0	47.6	49.0

续表

项目	正常值	2019 年 5 月 12 日	2019 年 5 月 27 日	2019 年 6 月 27 日	2019 年 7 月 28 日	2019 年 10 月 21 日	2019 年 11 月 3 日
球蛋白 / $(g \cdot L^{-1})$	20~40	14.1	16.8	15.7	18.6	19.3	19.8
谷氨酰转肽酶 /$(U \cdot L^{-1})$	12~122	128.3	127.4	79.3	44.9	55.7	31.6
总胆汁酸 / $(\mu mol \cdot L^{-1})$	0~10	301.8	186.3	149.2	49.9	24.8	7.3
甘油三酯 / $(mmol \cdot L^{-1})$	0.5~1.7	3.3	4.4	5.3	4.9	3.7	3.6
总胆固醇 / $(mmol \cdot L^{-1})$	3.3~5.8	5.21	5.96	6.07	5.87	5.64	6.03
葡萄糖 / $(mmol \cdot L^{-1})$	3.5~5.6	2.38	2.83	2.95	4.22	4.48	4.74
甲胎蛋白 / $(ng \cdot ml^{-1})$	2.66~148.2	12 000.0	1 200.5	880.5	578.4	340.2	150.1
凝血酶原时间 /s	11~15	19	12	13	14	12	11

（李亚绒）

参考文献

1. SONG YZ, DENG M, CHEN FP, et al. Genotypic and phenotypic features of citrin deficiency: five-year experience in a Chinese pediatric center. Int J Mol Med, 2011, 28 (1): 33-40.

2. 刘晶莹, 苗静琨, 花媛媛, 等. Citrin 蛋白缺乏致新生儿肝内胆汁淤积症: 更新的认识. 临床儿科杂志, 2016, 34 (12): 949-953, 955.

3. LIN WX, ZENG HS, ZHANG ZH, et al. Molecular diagnosis of pediatric patients with citrin deficiency in China: SLC25A13 mutation spec-

trum and the geographic distribution. Sci Rep, 2016, 6: 29732.

4. YASUDA T, YAMAGUCHI N, KOBAYASHI K, et al. Identification of two novel mutations in the SLC25A13 gene and detection of seven mutations in 102 patients with adult-onset type Ⅱ citrullinemia. Hum Genet, 2000, 107 (6): 537-545.

5. 范雪, 贾继东. Citrin 缺乏所致成人期发病高瓜氨酸血症 Ⅱ 型诊疗进展. 中华肝脏病杂志, 2015, 23 (4): 317-320.

6. 杜丽娜, 谢晓丽. 婴儿胆汁淤积性肝病基因诊断及进展. 四川医学, 2019, 40 (1): 95-99.

7. 姜涛, 姚蔚, 欧阳文献, 等. Citrin 缺陷所致婴儿肝内胆汁淤积症 43 例分析. 临床肝胆病杂志, 2014,(11): 1123-1126.

8. 熊复, 谢丹凤, 陈丽洁, 等. Citrin 缺陷导致的新生儿肝内胆汁淤积症 5 例临床分析. 实用医院临床杂志, 2017,(1): 115-117.

9. OKANO Y, OHURA T, SAKAMOTO O, et al. Current treatment for citrin deficiency during NICCD and adaptation/compensation stages: Strategy to prevent CTLN2. Mol Genet Metab, 2019, 127 (3): 175-183.

第三十一章

先天性高胰岛素性低血糖症

【概述】

先天性高胰岛素性低血糖症(congenital hyperinsulinemic hypoglycemia,CHI)是一种罕见的遗传代谢病。多在新生儿期和婴儿早期发病,表现为严重和持续性低血糖症,CHI 呈常染色体显性或隐性遗传,发生率为 1:50 000~1:30 000。近亲婚配的群体中,发生率高达 1:2 500。

【病因】

先天性高胰岛素性低血糖症与 14 种基因有关,如 *AbCC8*、*KCNJ11*、*GLUD1*、*GCK*、*HADH*、*SLC16A1*、*UCP2*、*HNF4A*、*HNF1A*、*HK1*、*PGM1*、*PPM2*、*CACNA1D*、*FOXA2*。其中,编码胰腺 β 细胞中 ATP 敏感 K 通道(KATP)的基因 *ABCC8* 和 *KCNJ11* 突变最常见,占 40%~45%。KATP 由 Kir 6.2 和 SUR1 两种亚单位组成,分别由 *KCNJ11* 和 *ABCC8* 基因编码,突变可导致 KATP 通道持续关闭,β 细胞膜持续去极化,最终导致胰岛素分泌失调。其他基因突变占 CHI 的 5%~10%,其中,谷氨酸脱氢酶 *GLUD1* 基因突变是最常见类型,突变导致谷氨酸脱氢酶活性增强,从而使由谷氨酸生成的 α 酮戊二酸增多,ATP/ADP 增高,胰岛素过度释放。

【临床表现】

约 60% 的 CHI 患儿生后 1 个月内发病,30% 在 1 岁内发病,临床表现为低酮症、低脂肪酸血症、高胰岛素血症性低血糖症,出现喂养困难、易激惹、嗜睡、麻木、呼吸暂停、发绀、体温低、肌张力过低、抖动、惊厥、心动过速、气促、昏迷。可分为不伴高氨血症和伴高氨血症两种类型,其中伴高氨血症的典型临床表现是进食蛋白质后诱发的餐后低血糖,生化特征为血氨浓度持续升高,可达正常值上限 2~3 倍,尿 α- 酮戊二酸水平升高。在迟发性 CHI 中,患者常表现为低血糖反应,包括面色苍白、出汗和心悸等症状。

【诊断】

1. 基因诊断标准　检测到 CHI 已知致病基因的致病性突变。

2. 临床诊断标准　有绝对或相对的持续高胰岛素血症,低血糖时空腹 2~3 小时血胰岛素>10mIU/L;血糖为 0.6~0.8mmol/L 时血胰岛素>5mIU/L;血胰岛素(mIU/L)/血葡萄糖(mg/dl)比值>0.3;低脂肪酸血症,血浆游离脂肪酸<1.5mmol/L;低酮血症,血浆 β- 羟丁酸<2mmol/L;必要时可行胰高血糖素激发试验,胰岛素 30~100μg/kg,皮下注射,最大 1mg,血糖变化>1.6mmol/L;饥饿试验诱发低血糖。

【治疗】

包括药物治疗和外科手术治疗。治疗目标是将血糖维持在 3.9mmol/L 以上。对于餐后高胰岛素血症性低血糖,首先需调整饮食结构。

1. 紧急治疗　如通过口服糖类无法纠正低血糖,可即刻静脉输注 10% 葡萄糖 2~4ml/kg,此后通过鼻饲或静脉滴注持续提供葡萄糖,将血糖维持在 3.9mmol/L 以上。肌内注射胰高糖素 1~20μg/(kg·h)数分钟即可起效。

2. 长期治疗

(1)内科治疗:谷氨酸脱氢酶突变致 CHI 患者可通过限制食物蛋白质的摄入,尤其是每餐限制亮氨酸含量,避免低血糖发生。目前用于治疗 CHI 的药物主要有以下几种。

1)二氮嗪:为首选用药,起始剂量 5~15mg/(kg·d),最大剂量为 25mg/(kg·d),分 2 次或 3 次口服,渐减至血糖达标的最低剂量,常与氢氯噻嗪配合使用。二氮嗪的不良反应包括可逆的多毛症、水钠潴留、低血压等;氢氯噻嗪则具有减少二氮嗪引起的水钠潴留作用。绝大多数 KATP 通道 CHI 患者对二氮嗪治疗无反应。

2)生长抑素类似物:奥曲肽可与生长抑素受体结合,从而抑制胰腺内、外分泌功能,故可用于治疗 CHI。但由于易快速耐药,长期应用受限制;一般起始剂量为 2~5μg/(kg·d),常规最大剂量 25μg/(kg·d),多用于二氮嗪治疗无效的患者。严重不良反应包括肝炎、坏死性小肠结肠炎和长 QT 综合征;常见的不良反应包括呕吐、腹泻、胆石症等。此外,长效的生长抑素类似物如兰瑞肽等也已应用于 CHI 的治疗,并取得了一定效果。

(2)外科治疗:手术易造成胰腺内、外分泌功能障碍,应严格掌握手术适应证,可用于药物治疗无效、药物治疗依从性差者。对于大多数局灶型 CHI 患者,局部病灶切除可以实现病情缓解。对于药物治疗无效的弥漫型 CHI 患者,需行胰腺次全切除术。

病例 35

1. 病情简介　患儿,男,1 月余,有反复低血糖、抽搐,测末梢血糖最低 1.2mmol/L,静脉输注葡萄糖后,精神反应可。入院后胰岛素测定 30.26μU/ml,同步葡萄糖测定 5.70mmol/L;后复测胰岛素 16.98μU/ml,血清 C 肽 4.07ng/ml,同步葡萄糖测定 1.74mmol/L;血气分析大致正常;口服二氮嗪控制血糖,共治疗 22 天,患儿血糖控制平稳。

2. 遗传学检测　全外显子组的基因测序结果显示该患儿的 ABCC8 基因上存在 c.2222+1G>A 杂合变异,经 Sanger 测序验证,受检者父亲携带该杂合变异,符合常染色体显性遗传规律。该变异为文献和数据库报道的与新生儿糖尿病相关的致病突变。依据 ACMG 指南,该变异为致病性变异。

3. 治疗经过　入院后予以静脉补液、口服高糖等维持血糖、去乳糖奶粉喂养等治疗,明确诊断后口服二氮嗪控制血糖治疗,患儿血糖控制平稳,目前门诊随诊监测血糖及药物不良反应。

(汪治华　王旭艳)

参考文献

1. 魏巍,陈瑶,李娟,等.高胰岛素血症伴高氨血症综合征 1 例报告并文献复习.临床儿科杂志,2019,37 (5): 360-364.

2. SHAH P, RAHMAN SA, DEMIRBILEK H, et al. Hyperinsulinaemichypoglycaemia in children and adults. Lancet Diabetes Endocrinol, 2017, 5 (9): 729-742.

3. DEMIRBILEK H, HUSSAIN K. Congenital hyperinsulinism: diagnosis

and treatment update. J Clin Res Pediatr Endocrinol, 2017, 9 (Suppl 2): 69-87.

4. SZYMANOWSKI M, ESTEBANEZ MS, PADIDELA R, et al. mTOR inhibitors for the treatment of severe congenital hyperinsulinism: perspectives on limited therapeutic success. J Clin Endocrinol Metab, 2016, 101 (12): 4719-4729.

5. FERRARA C, PATEL P, BECKER S, et al. Biomarkers of Insulin for the diagnosis of hyperinsulinemic hypoglycemia in infants and children. JPediatr, 2016, 168: 212-219.

6. KAPOOR RR, FLANAGAN SE, ARYA VB, et al. Clinical and molecular characterisation of 300 patients with congenital hyperinsulinism. Eur J Endocrinol, 2013, 168 (4): 557-564.

第三十二章

长 QT 综合征

【概述】

心脏离子通道病(cardiac ion channelopathy)是由编码心脏离子通道及相关蛋白基因突变所致的心肌离子通道功能失调所引起的一组疾病,主要包括长 QT 综合征(long QT syndrome, LQTS)、Brugada 综合征(Brugada syndrome, BrS)、儿茶酚胺敏感型多形性室性心动过速(catecholaminergic polymorphic ventricular tachycardia, CPVT)、短 QT 综合征(short QT syndrome, SQTS)等,是心脏结构和冠状动脉正常的儿童及青年人发生心源性猝死(sudden cardiac death, SCD)的常见病因,10%~15% 婴儿猝死与心脏离子通道病有关,主要是 LQTS 和 CPVT。LQTS 以心电图 QT 间期延长为特征,易发生尖端扭转性室性心动过速(torsade de pointes, TdP)、晕厥和 SCD,发病率约为 1∶2 000。

【病因】

目前已经发现 17 个基因突变与 LQTS 相关(表 32-1),其中 *KCNQ1*(LQTS1)、*KCNH2*(LQTS2)、*SCN5A*(LQTS3) 最为常见,占所有基因诊断阳性病例的 75%,LQTS 主要为常染色体显性遗传,伴有耳聋的 Jervel 和 Lange-Nielson(Jervel and Lange-Nielsen syndrome, JLNS)综合征为常染色体隐性遗传。

表 32-1 LQT 主要致病基因总结

分型	致病基因	染色体位置	编码蛋白质	遗传方式	百分比
LQT1	*KCNQ1*	11p15.5~p15.4	Kv7.1	AD、AR	30%~35%
LQT2	*KCNH2*	7q36.1	Kv11.1	AD	25%~30%
LQT3	*SCN5A*	3p22.2	Nav1.5	AD	5%~10%
LQT4	*ANK2*	4q25~q26	Ankyrin	AD	<1%
LQT5	*KCNE1*	21q22.12	MinK	AD	<1%
LQT6	*KCNE2*	21q22.11	MiRP1	AD	<1%
LQT7	*KCNJ2*	17q24.3	Kir2.1	AD	<1%
LQT8	*CACNA1C*	12p13.33	Cav1.2	AD	<1%
LQT9	*CAV3*	3p25.3	Caveolin-3	AD	<1%
LQT10	*SCN4B*	11q23.3	Nav1.5/4-subunit	AD	罕见
LQT11	*AKAP9*	7q21.2	Yotiao	AD	罕见
LQT12	*SNTA1*	20q11.21	Syntrophin-α1	AD	<1%
LQT13	*KCNJ5*	11q24.3	Kir3.4	AD	<1%
LQT14	*CALM1*	14q32.11	Calmodulin1	AD	<1%
LQT15	*CALM2*	2p21	Calmodulin2	AD	<1%
LQT16	*CALM3*	19q13.32	Calmodulin3	AD	<1%
JLNS1	*KCNQ1*	11p15.5~p15.4	Kv7.1	AR	罕见
JLNS2	*KCNE1*	21q22.12	MinK	AR	罕见
TKOS	*TRDN*	6q22.31	Triadin	AR	<2%

注：JLNS：Jervell and Lange-Nielson syndrome；TKOS：Triadin knockout syndrome；AR：常染色体隐性遗传；AD：常染色体显性遗传。

【临床表现】

LQTS 导致的心律失常表现为 TdP,因发作短暂,可自发停止,临床表现可为轻微的症状,如头晕、癫痫样发作,持续时间长者可引发晕厥、心搏骤停或心室颤动,甚至猝死。一般在儿童及青春期发病,心律失常事件的诱因和触发事件与基因型相关,LQT1 患者多在运动或情绪激动时发作,LQT2 患者主要于睡眠中突然出现声音刺激时发作,而 LQT3 患者则主要在休息或睡眠中发生室性心动过速,甚至 SCD。图 32-1 为 LQT1-3 典型心电图。

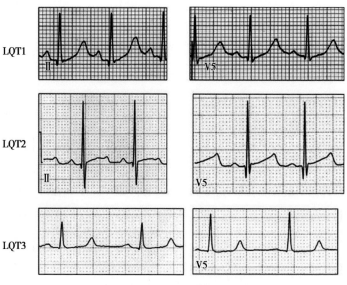

图 32-1　LQT1-3 典型心电图

【诊断】

1. 多次心电图 QTc>480ms。

2. 明确的 LQTS 相关致病基因突变（见表 32-1）。

3. 基于临床表现、家族史及心电图表现的 Schwartz 评分（表 32-2），把诊断 LQTS 的可能性分为低、中、高。LQTS 危险评分>3.5 分和/或有明确的致病基因突变，或多次 12 导联心电图 QTc>480ms 及无致病基因突变、不明原因晕厥、QTc 反复在 480~490ms 者可诊断为 LQTS。对于处于诊断边缘的患者则通过运动试验协助诊断。

表 32-2　遗传性长 QT 综合征的 Schwartz 评分标准

诊断依据	评分
心电图表现	
QTc/ms	
>480	3.0
460~470	2
>450	1
尖端扭转性室性心动过速 [a]	2.0
T 波交替	1
T 波切迹（3 个导联以上）	1.0
静息心率低于正常 2 个百分位数	0.5
临床表现	
晕厥	
紧张引起	2.0
非紧张引起	1.0
先天性耳聋	0.5
家族史	
家庭成员中有肯定的 LQTS	1
直系亲属中有<30 岁的心脏性猝死	0.5

注：[a] 除外继发性尖端扭转性室性心动过速；评分>4 分，可诊断 LQTS，2~3 分，为可疑 LQTS

【治疗】

1. 避免剧烈活动和暴露在突发的声音刺激中,如闹钟声、手机铃声等,以及所有患者均应尽量避免接触导致 QT 间期延长的药物。

2. β 受体阻滞剂,作为一线治疗药物。

3. 钠离子通道阻滞剂,对于 LQT3 患儿可缩短 QT 间期。

4. 左颈交感神经节切除术(1eft cardiac sympa-thetic denervation,LCSD),适用于高危患儿,不接受或有安装 ICD 禁忌证、β 受体阻滞剂无效或者不耐受患儿。

5. 植入型心率转复除颤器(implantable cardioverter-defibrillator,ICD),既往有心搏骤停的患者均应建议安装 ICD,β 受体阻滞剂不耐受或有禁忌证,如哮喘者建议安装 ICD。

病例 36

1. 病情简介 患儿,女,15 岁,因反复晕厥 2 年就诊。患儿 13 岁开始反复出现晕厥,发作与情绪激动和惊吓有关,每次持续数十秒,伴意识短暂丧失,均自行缓解,患儿有恐惧感,运动及紧张时自觉心悸。患儿父亲十几岁时有晕厥发作,弟弟也有相似症状。

2. 辅助检查 患儿反复行脑电图检测均无异常,头颅 CT、磁共振无异常,心脏超声检查示各房室大小及结构无异常。心电图示 QTc 明显延长(图 32-2)。

3. 遗传学检测 全外显子基因检测发现患儿的 *KCNQ1* 基因发生 c.1024G>A(p.L342F)杂合变异,经 Sanger 验证,其父亲和弟弟携带该变异,母亲未携带,符合常染色体显性遗传规律。c.226G>A 变异为文献和数据库报道的与长 QT 综合征相关的变异。依据 ACMG 指南,该变异为致病性变异。基因诊断为 LQT1。

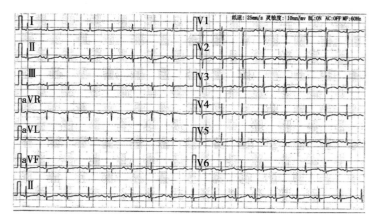

图 32-2　LQT1 心电图

4. 治疗经过　基因诊断明确后,给予患儿生活指导,避免竞技体育运动,口服普萘洛尔片 2mg/kg,随访 1 年未见晕厥发作。动态心电图、心电图未记录到心律失常。

病例 37

1. 病情简介　患儿,男,25 岁,就诊时 12 岁,患儿 10 岁开始反复晕厥发作,发作与情绪激动无明显相关性,晨起发作为主,每次持续数秒到数十秒,自行缓解,发作前患儿有不适感觉。心电图示 QTc 延长,T 波低平,V_1、V_2 导联 T 波有切迹。查体未见明显异常。

2. 辅助检查　脑电图、动态心电图、肝肾功、电解质检查均正常。动态心电图检测到夜间发作间断扭转室性心动过速,患儿无自觉症状。根据患儿心电图 T 波特点,复合 LQT2 心电图特征,即 QT 间期延长,T 波低平,有切迹(图 32-3),患儿父亲心电图示 QTc 延长。

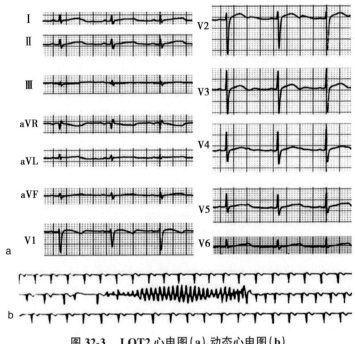

图 32-3 LQT2 心电图(a),动态心电图(b)

3. 遗传学检测 全外显子组的基因检测发现患儿的 *KCNH2* 基因发生 c.298C>G(p.R100G)变异,经 Sanger 测序验证,其父亲未携带该变异,母亲和姨妈携带该变异,符合常染色体显性遗传规律(图 32-4)。该变异为文献和数据库报道的与长 QT 综合征相关的致病性变异。依据 ACMG 指南,该变异为疑似致病性变异。基因诊断为 LQT2。

4. 治疗经过 给予生活指导,避免电话铃声、救护车等突然声响,口服美托洛尔,现随访 12 年,偶有间断停药,无晕厥发生。

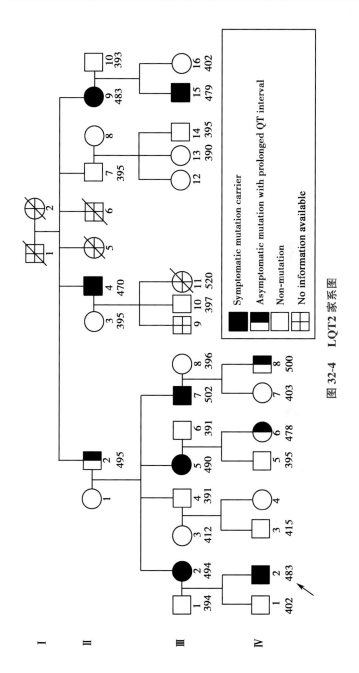

图 32-4　LQT2 家系图

病例 38

1. 病情简介 患儿,女,2 周龄,系第 1 胎第 1 产,孕 36⁺⁶ 周,因"臀位、胎儿生长受限"剖宫产分娩,分娩前胎心监测发现胎心率间断骤降至 70 次/min,生后无窒息,Apgar 评分 9-10-10 分,出生体重 2 290g,羊水、脐带、胎盘未见异常,肝肾功、电解质、心肌酶,自身抗体、心脏超声均正常。生后因体重低收住新生儿病房。患儿吃奶及精神均无异常,心电监护发现患儿心率有骤降至 70~80 次/min 的情况,但无休克、发绀等异常表现。

2. 辅助检查 遂心电图检查示窦性心律,间歇性 2∶1 房室传导,QTc600~650ms(图 32-5)。临床诊断:长 QT 综合征。患儿无家族史。

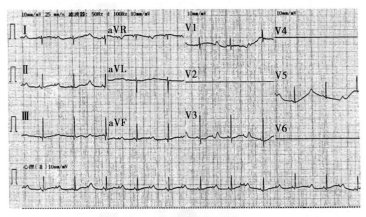

图 32-5 LQT3 心电图

3. 遗传学检测 基因检测结果显示该患儿的 *SCN5A* 基因发生 c.3578G>A(R1193Q)杂合变异,经 Sanger 测序验证,其父亲和母亲均未携带该变异,理论上为新生变异,但不排除生殖细胞嵌合的可能。该变异为文献和数据库报道的与婴儿猝死综合征及LQT综合征相关的变异。依据ACMG指南,该变异为疑似致病性变异。

4. 治疗经过 考虑患儿为新生儿,心率慢,需要安装心脏起搏器联合β受体阻滞剂治疗,患儿家长拒绝,患儿于生后9个月晨起时猝死。最终诊断LQT3。

病例39

1. 病情简介 患儿,男,10个月,以"发热4天,抽搐1次"入院。入院前4天患儿低热,呕吐1次,呈非喷射状,呕吐物为胃内容物。其后出现面色发青,口唇发绀,持续约十几秒后自行转为红润,体温38.3℃,心电图检查示QTc间期延长,二度Ⅱ型窦房传导阻滞。门诊以"心律失常:二度房室传导阻滞,QT间期延长"收入院。无晕厥、猝死家族史。

2. 体格检查 体温36.9℃,呼吸28次/min,脉搏61次/min,血压86/54mmHg,体重8.6kg。神志清,精神一般。全身无水肿。浅表淋巴结未扪及肿大。眼睑无水肿,咽稍充血,扁桃体无肿大,咽后壁无滤泡。颈软,双肺呼吸音清,未闻及干湿啰音。心界不大,心率61次/min,律齐,心音稍低,心脏各瓣膜听诊区未闻及杂音,腹部平软,无压痛,肝脾肋下未触及,移动性浊音阴性。肠鸣音4次/min,无气过水声。神经系统查体未见异常。

3. 实验室检查 患儿入院后急查血细胞分析+五分类+超敏C反应蛋白+C反应蛋白:WBC $8.71×10^9$/L、NEUT 19.5%、LYMPH 73.8%、RBC $4.35×10^{12}$/L、HGB 106g/L、PLT $148×10^9$/L、C反应蛋白<5.0mg/L、超敏C反应蛋白2.35mg/L;肝肾功能、

心肌酶正常。急诊电解质 K$^+$3.73mmol/L、Na$^+$136.0mmol/L、Cl$^-$113.6mmol/L。

4. 辅助检查　反复心电图检查示 2:1 房室传导阻滞，心率约 70 次 /min，完全性左束支传导阻滞，QT 间期延长（QTc524~609ms）。心电监护下示二度 Ⅱ 型房室传导阻滞，可见频发室性早搏，伴室性期前收缩二联律（图 32-6）。

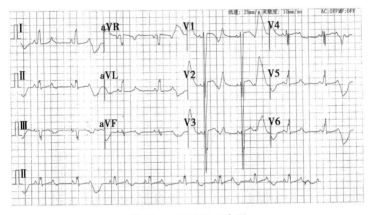

图 32-6　LQT5 心电图

5. 遗传学检测　全外显子基因检测发现患儿的 *KCNQ1* 基因发生 c.226G>A（p.D76N）杂合变异，经 Sanger 验证，其父亲和弟弟携带该变异，母亲未携带，符合常染色体显性遗传规律。c.226G>A 变异为文献和数据库报道的与心脏疾病相关的变异。依据 ACMG 指南，该变异为临床意义未明变异。患儿基因诊断为 LQT5。

6. 治疗经过　患儿出现抽搐发作 1 次，表现为双眼上翻、颜面口唇发绀，意识丧失，呼之不应，四肢强直，心电监护示尖端扭转室性心动过速（图 32-7），立即给予吸氧、胸外按压，持续心肺复苏 20 余秒，患儿半分钟心室率约为 50 次 /min，患儿意识恢复,颜面口唇较前红润,大动脉搏动恢复,肢端温暖,毛细血管充盈时间 3 秒,心率 50~60 次 /min。继续给予维生素 C、左卡尼汀、磷酸肌酸钠营养心肌治疗;给予干扰素抗病毒;给予硫酸镁及门冬氨酸钾镁保护心肌细胞;继续给予甲泼尼龙琥珀酸钠抗炎治疗。予以口服美西律 30mg 治疗后连续监测心电图提示 QTc 间期缩短,提示美西律治疗有效。其后患儿再次出现发热,体温最高达 38.0℃,心电监护下显示为室性心动过速,心率为 220~240 次 /min,立即予以咪达唑仑镇静、利多卡因抗室性心动过速、普萘洛尔控制心率,之后患儿心率下降至 40~60 次 /min,出现严重心动过缓,临床诊断为长 QT 综合征。患儿因严重心动过缓及高度房室传导阻滞转至外院安装起搏器。现起搏器联合口服普萘洛尔治疗,随访 1 年无晕厥及心脏事件发生。

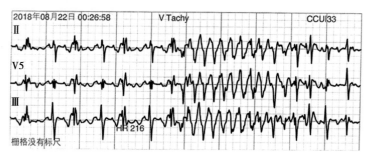

图 32-7 心电监护室性心动过速图

病例 40

1. 病情简介 孕妇 28 岁、妊娠 23 周产检发现持续的胎儿心动过缓,约为每分钟 100 次(图 32-8)。妊娠 12 周时常规超声检查正常。甲状腺功能试验显示抗 TPO 和 TSH 轻度升高(分别为 9.01IU/ml 和 5.20nIU/ml)。未检测到 TORCH 和 SSA、SSB、RO-52 等自身免疫抗体。使用多普勒超声约每两周定期监测,胎儿心跳持续在 100~110 次 /min 直到出生。孕 37 周分娩,患儿出生体重 2 700g,生后第 1 天超声心动图显示心率为 80 次 /min。2 个月时前来就诊。患儿无晕厥和惊厥发生。家庭成员无心源性猝死、晕厥及听力损失。

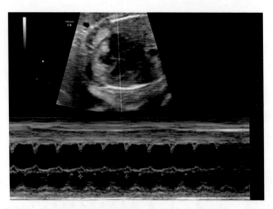

**图 32-8　患儿胎龄 23 周超声心动图,
胎心率 103 次 /min**

2. 辅助检查　除 2.7mm 房间隔缺损和卵圆孔未闭外,心脏结构正常。听力测试发现重度感觉神经性耳聋(sensorineral hearing loss,SNHL)。12 导联心电图(图 32-9)示心率 116 次 /min,PR 间期 109ms,QTc433ms,24 小时动态心电图最低心率 86 次 /min,最快心率 130 次 /min,平均 109 次 /min(图 32-10)。除两次房性期前收缩外,均未发现心律失常。QTc 分析显示 87% 的患者在 490ms 以上,无晕厥和癫痫发生。家庭成员无心源性猝死、晕厥及听力损失。父亲和母亲心电图 QTc 分别为 378ms 和 397ms。

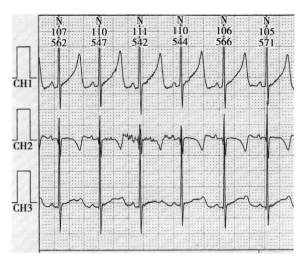

图 32-9　患儿出生后 2 个月动态心电图显示 QT 间期延长

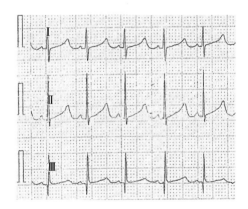

图 32-10　出生后 2 个月心电图显示 QT 间期延长

3. 遗传学检测　全外显子基因检测发现患儿的 *KCNQ1*
基因发生 c.431delC（p.I145Sfs*92）和 c.1175G>A（p.W392X）
杂合变异。经 Sanger 测序验证,其父亲携带 c.1175G>A 变
异,母亲携带 c.431delC 变异,符合常染色体隐性遗传规律。
上述变异均未见相关文献和数据库报道,但 *KCNQ1* 基因的部分变异被报道与常染色体隐性遗传的 Jervell 和 Lange-Nielsen 综合征 1 型有关。依据 ACMG 指南,上述变异均为疑似致病性变异。基因诊断为 JLNS1。

4. 治疗经过　由于 QTc<500ms,且无症状,暂时未给予药物治疗,密切随访中,等待安装人工耳蜗。

(张艳敏)

参考文献

1. GIUDICESSI JR, WILDE AAM, ACKERMAN MJ. The genetic architecture of long QT syndrome: A critical reappraisal. Trends Cardiovasc Med, 2018, 28 (7): 453-464.

2. GARCIA-ELIAS A, BENITO B. Ion channel disorders and sudden cardiac death. Int J Mol Sci, 2018, 19 (3): 692.

3. SCHWARTZ PJ, STRAMBA-BADIALE M, CROTTI L, et al. Prevalence of the congenital long-QT syndrome. Circulation, 2009, 120 (18): 1761-1767.

4. MAZZANTI A, UNDERWOOD K, NEVELEV D, et al. The new kids on the block of arrhythmogenic disorders: Short QT syndrome and early repolarization. J Cardiovasc Electrophysiol, 2017, 28 (10): 1226-1236.

5. ZHANG L, TIMOTHYKW, VINCENT GM, et al. Spectrum of ST-T-wave patterns and repolarization parameters in congenital long-QT syndrome: ECG findings identify genotypes. Circulation, 2000, 102 (23): 2849-2855.

6. SCHWARTZ PJ, MOSS AJ, VINCENT G. M, et al. Diagnostic criteria for the long QT syndrome an update. Circulation, 1993, 88 (2): 782-785.

7. PRIORI SG, BLOMSTRÖM-LUNDQVIST C, MAZZANTI A, et al. 2015 ESC Guidelines for the management of patients with ventricular arrhythmias and the prevention of sudden cardiac death. Rev Esp Cardiol (Engl Ed), 2016, 69 (2): 176.

8. PRIORI SG, WILDE AA, HORIE M, et al. HRS/EHRA/APHRS expert consensus statement on the diagnosis and management of patients with inherited primary arrhythmia syndromes: document endorsed by HRS, EHRA, and APHRS in May 2013 and by ACCF, AHA, PACES, and AEPC in June 2013. Heart Rhythm, 2013, 10 (12): 1932-1963.

第三十三章

儿茶酚胺敏感性多形性室性心动过速

【概述】

儿茶酚胺敏感性多形性室性心动过速(catecholaminergic polymorphic ventricular tachycardia,CPVT)是一种既罕见致死率又高的遗传性心律失常疾病,以运动或情绪激动诱发的双向型室性心动过速(bidirectionalventricular tachycardia,BVT)和 / 或多形性室性心动过速(polymorphic ventricular tachycardia,PVT)为特征,严重者可发展为心室颤动,从而引起晕厥甚至猝死,多发生于无器质性心脏病、QT 间期正常的青少年。该病的发病率约为 1:10 000,由于患者无明显临床症状,常规心电图、心超检查无明显异常,故易漏诊、误诊,因此该病致死率较高,为 30%~50%,已成为青少年心源性猝死的重要病因之一。

【病因】

CPVT 分为常染色体显性遗传和隐性遗传两种形式,目前共发现 7 个致病基因,*RyR2*、*CASQ2*、*TRDN*、*CALM1*、*CALM2*、*CALM3*、*TECLR*。CPVT1 属于常染色体显性遗传,由 *RyR2* 基因突变引起,为最常见类型,约占 CPVT 的 60%;CPVT2 是常染色体隐性遗传,较少见,致病基因为 *CASQ2*。

【临床表现】

CPVT 主要见于儿童和青少年,首次发病通常为 10~20 岁,典型表现为运动或情绪应激诱发的晕厥或猝死,症状多出现在儿童早期。第一次晕厥出现的年龄与疾病的严重程度有明确的关系,年龄越小,预后越差。患者晕厥发作常被误诊为癫痫,延误了 CPVT 的诊断。30% 的 CPVT 患者有与运动有关的晕厥、抽搐和猝死家族史,有助于诊断 CPVT。CPVT 患者的静息心电图正常,20% 有窦性心动过缓。部分患者表现为室上性心动过速或心房颤动。

【诊断】

符合以下任意 1 条,可诊断:

1. 年龄<40 岁,心脏结构无异常,静息心电图正常,不能用其他原因解释的由运动或儿茶酚胺诱发的 BVT、PVT 或多形性室性期前收缩。

2. 携带致病性基因突变。

3. CPVT 先证者的家族成员排除结构性心脏病并表现为运动诱发的室性期前收缩、双向性室性心动过速或多形性室性动过速。

运动激发试验、Holter 或植入式 Holter 是 CPVT 的重要检查手段,患者运动过程中首先出现单形性的室性期前收缩,随后可出现多形态室性期前收缩和 BVT 或 PVT。肾上腺素或异丙肾上腺素激发可以模拟 CPVT 心律失常发作,有助于不能进行运动试验检查的患者(如心肺复苏后或年龄较小的患者)的诊断。运动诱发的包括心房颤动在内的房性心律失常也是 CPVT 的临床表型之一。程序刺激无论是否诱发 BVT 或 PVT,对 CPVT 的诊断和预后均无价值。

【治疗】

1. 避免剧烈运动和竞技体育

2. 药物治疗

(1)β 受体阻滞剂:是 CPVT 的首选治疗药物。纳多洛尔使用剂量 1~2mg/(kg·d),普萘洛尔 2~4mg/(kg·d)或美托洛尔缓释片剂。患者在口服 β 受体阻滞剂的同时,应定期复查动态心电图和运动试验。若在运动试验中出现成对或连发室性期前收缩,可调整治疗方案或加大剂量。

(2)氟卡尼:氟卡尼在少数 CPVT 患者中可明显降低其室性心律失常的发生率。在不能完全控制心律失常发作的情况下,氟卡尼是联合 β 受体阻滞剂治疗的首选药物。用量为1.5~4.5mg/(kg·d)。

(3)维拉帕米:在 β 受体阻滞剂治疗的基础上,维拉帕米可以降低室性心律失常的发生率,短期随访发现可以使部分CPVT 患者获益。但长期效益存在争议。

3. LCSD 在减少心律失常事件方面有明显作用,短期随访结果非常好,长期效益,以及是否能替代药物治疗仍需进一步研究。

4. ICD 经优化的药物治疗无效、且不宜行 LSCD,可考虑植入 ICD,但患者必须继续接受最佳的药物治疗。ICD 有增加不恰当发电的风险。

5. 射频消融 难治性患者发生双向室性期前收缩时可能会诱发心室颤动,射频消融可作为辅助治疗方法。

病例 41

1. 病情简介　患儿,男性,13 岁。因"间断抽搐 7 年余"入院。7 年前患儿出现活动后反复晕厥发作,表现为双眼紧闭,呼之不应,四肢无力,缓慢跌倒伴冷汗、面色苍白,无大小便失禁,持续数十秒至数分钟后缓解,缓解后精神如常。辗转多家医院就诊,诊断为"癫痫",给予抗癫痫治疗无效,仍然反复运动或情绪激动时发作晕厥。无类似家族史。超声心动图检查心脏结构正常,体格检查正常。心电监护可见阵发性心房扑动,给予口服普罗帕酮后好转。

2. 辅助检查　动态心电图发现有多形性及成对室性期前收缩,短阵多形性室性心动过速(图 33-1)。

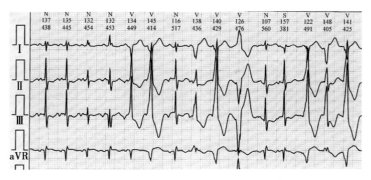

图 33-1　动态心电图示短阵多形性室性心动过速

3. 遗传学检测　基因检测结果显示该患儿的 *RyR2* 基因发生了 c.14311G>A(p.V4771I)变异,经 Sanger 测序验证,患儿父母均未携带该变异,理论上为新发变异,但不排除生殖细胞嵌合的可能。该变异为文献和数据库中记录的与多形性室性心动过速有关的致病性变异,依据 ACMG 指南,该变异为致病性变异。患儿确诊为 CPVT1。

4. 治疗经过　给予生活指导,避免剧烈运动及情绪激动,倍他乐克 1mg/(kg·d),分 2 次口服治疗,随访 1 年无症状复发。

病例 42

1. 病情简介　患儿,男,7 岁。患儿 6 岁开始出现间断晕厥,与运动及情绪有关,玩耍及兴奋时发作,发作时缓慢倒地,持续 1~2 分钟,共发作两次。无类似家族史。体格检查未见异常,生长发育与同龄儿相同。

2. 辅助检查　超声心动图检查心脏结构正常。动态心电图检查发现有多形性室性期前收缩,阵发性多形性室性心动过速(图 33-2)。

3. 遗传学检查　基因检测发现患儿 CASQ2 基因发生 c.381C>T(p.G127G)纯合变异,经 Sanger 测序验证,患儿父亲携带该位点杂合变异,母亲未提供标本,变异未知。c.381C>T 为文献和数据库报道的与 CPVT 相关的致病性变异。依据 ACMG 指南,该变异为疑似致病性变异。患儿确诊为 CPVT2。

4. 治疗经过　给予生活指导,避免剧烈运动及情绪激动,口服倍他乐克治疗,随访患儿无晕厥发生,动态心电图示存在成对室性期前收缩,调整倍他乐克剂量,仍在随访中。

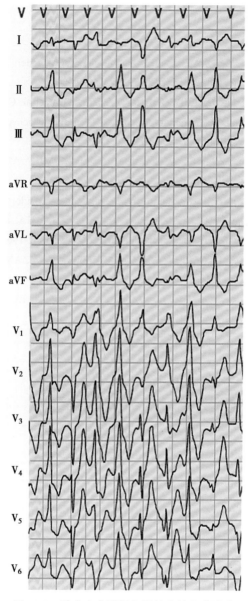

图 33-2　动态心电图示多形性室性心动过速

（张艳敏　李　环　杨　颖）

参考文献

1. GARCIA-ELIAS A, BENITO B. Ion channel disorders and sudden cardiac death. Int J Mol Sci, 2018, 19 (3): 692.

2. IMBERTI JF, UNDERWOOD K, MAZZANTI A, et al. Clinical challenges in catecholaminergic polymorphic ventricular tachycardia. Heart Lung Circ, 2016, 25 (8): 777-783.

3. PRIORI SG, WILDE AA, HORIE M, et al. HRS/EHRA/APHRS expert consensus statement on the diagnosis and management of patients with inherited primary arrhythmia syndromes: document endorsed by HRS, EHRA, and APHRS in May 2013 and by ACCF, AHA, PACES, and AEPC in June 2013. Heart Rhythm, 2013, 10 (12): 1932-1963.

4. PRIORI SG, BLOMSTRÖM-LUNDQVIST C, MAZZANTI A, et al. 2015ESC Guidelines for the management of patients with ventricular arrhythmias and the prevention of sudden cardiac death. Rev Esp Cardiol (Engl Ed), 2016, 69 (2): 176.

第三十四章

血 友 病

【概述】

血友病（hemophilia）是一组先天性出血性疾病，包括血友病 A（hemophilia A，凝血因子Ⅷ缺乏症）、血友病 B（hemophilia B，凝血因子Ⅸ缺乏症）。该病属于 X 连锁隐性遗传性疾病，一般男性发病，女性为携带者。其中血友病 A 较常见，发病率为 $5:100\ 000$~$10:100\ 000$，血友病 B 的发病率为血友病 A 的 $1:10$~$1:5$。

【病因】

Ⅷ因子的致病基因 *F8* 位于 X 染色体 Xq28，由 25 个内含子及 26 个外显子组成，长度为 186kb，Ⅸ因子的致病基因 *F9* 位于 X 染色体 Xq27，由 7 个内含子和 8 个外显子组成，长度为 34kb。*F8* 或 *F9* 基因的缺失、突变、插入、重排等均可引起Ⅷ或Ⅸ因子的合成障碍，进一步使凝血活酶生成减少，导致血液无法凝固，从而引起出血表现。

【临床表现】

出血是血友病患儿最常见的临床表现，可累及机体的任何部位，并具有终生轻微损伤后出血不止和反复发作的特点。

重型患儿生后不久即可发生自发性出血,轻型发病较晚,甚至可延至成人发病。主要表现为软组织血肿、关节腔出血。尤其是关节腔出血,是本病常见的特征性出血表现和最常见的致残原因,重型患儿发生率高达90%,以膝、踝、肘等负重关节最易受累,一旦某个关节发生出血后容易反复发作,成为靶关节,严重者导致关节功能丧失而致残,称为慢性血友病关节病。

【诊断】

1. 临床诊断标准

(1)多为男性患儿发病,约2/3患儿有家族史。家族史阳性者符合X连锁隐性遗传疾病规律,女性纯合子可发病。

(2)皮肤、肌肉、深部组织、关节或术后出血史。

(3)实验室检查:① CT(试管)延长,轻型或亚临床型者正常;② APTT延长,轻型、亚临床型可正常;③血小板数、BT、血块收缩正常;④ PT正常;⑤因子Ⅷ:C或Ⅸ:C活性减少或极少;⑥血管性血友病因子抗原(vWF:Ag)正常。

2. 基因诊断

(1)直接基因诊断:采用聚合酶链反应(PCR)、Southern印迹法、酶谱分析法、DNA测序等方法直接测定致病基因的缺陷,如基因的倒位、重复、缺失、点突变或插入等遗传缺陷。

1)血友病A的遗传基因缺陷有很多种,最常见的是由于 *F8* 基因内含子22倒位造成的Ⅷ严重缺乏。采用长链聚合酶链反应法(LD-PCR)对血友病A患儿进行 *F8* 内含子22倒位筛查,是常用的诊断血友病A的直接基因检测方法。

2)血友病B的遗传基因缺陷种类较多,以点突变、中片段的插入和缺失多见。目前发现与血友病B发病密切相关的基因是 *F9* 基因,运用核苷酸测序方法及PCR法对该基因的突变进行检测,可使 90% 以上的血友病 B 得到基因确诊。

(2)间接基因诊断:致病基因突变的限制性片段长度多态性(RFLP)可以作为血友病患儿的特异性分子遗传标志物。通过调查家系成员间的连锁关系确定血友病基因的遗传规律,进行 DNA 多态性的遗传学检测分析(RFLP、VNTR、STR 等方法),可使诊断符合率达 99%。但 RFLP 分析存在一定的局限性,必须具有先证者的标本,若患儿母亲系该多态位点的杂合子,则需要联合多个 RFLP 方可诊断。

【治疗】

1. 预防性治疗　轻型者一般不必做预防性治疗,重型者可于出血间歇期输注凝血因子。低剂量预防治疗方案:因子Ⅷ制剂每次 10U/kg,2 次 / 周,Ⅸ制剂每次 10U/kg,每 2 周 1 次。

2. 替代治疗　可供选择的制剂有重组人凝血因子Ⅷ,重组人凝血因子Ⅸ,新鲜冰冻血浆、凝血酶原复合物(prothrombin complex concentrates,PCC)和冷沉淀等。建议应用基因重组产品。

剂量计算:每注射凝血因子Ⅷ1.0U/kg,可提升患儿血浆Ⅷ因子水平 2%,每注射凝血因子Ⅸ1.0U/kg,可提升患儿血浆Ⅸ因子水平 1%。可按以下公式计算:

所需Ⅷ因子剂量(U)= 体重(kg)× 所需提高的水平(%)× 0.5
所需Ⅸ因子剂量(U)= 体重(kg)× 所需提高的水平(%)

3. 药物治疗　醋酸去氨加压素(desmopressin acetate,DDAVP)是人工合成的一种加压素类衍生药物,具有抗利尿作用。但在一定范围内,它还能够增加血浆Ⅷ水平,多用于治疗轻型血友病 A。

4. 抗纤溶药物　最常用的抗纤溶药物如氨甲环酸和 6-

氨基己酸等,该类药物主要通过抑制已形成的纤维蛋白多聚体被溶解而达到止血的目的。用于轻型血友病的出血治疗或与替代治疗合用,可适当减少Ⅷ或Ⅸ制品的用量。

5. 辅助治疗 RICE方案:即休息(Rest)、冰敷(Ice)、压迫(Compression)、抬高(Elevation),血友病患儿在肌肉或关节腔急性出血时,应减少活动、抬高患肢、局部冰敷,可以有效地减轻出血及减少炎症反应。通过使用夹板压迫固定、拐杖或轮椅使出血的肌肉和关节处于休息体位。

6. 手术治疗 长期反复关节腔出血可导致关节强直或畸形,针对这部分血友病患儿,可在足量补充Ⅷ或Ⅸ的前提下,行人工关节置换术或关节成形术。

7. 物理及康复治疗 如水疗、偏振光治疗、中频、磁疗等治疗是相对安全的理疗方法,在促进血友病患儿肌肉关节功能恢复、预防残疾等方面具有非常重要的作用。

8. 基因治疗 将控制Ⅷ、Ⅸ合成的正常基因,通过生物载体转导入患儿体内,可纠正血友病的缺陷基因,生成足量的Ⅷ、Ⅸ,以达到治愈本病的目的。目前该治疗处于临床试验中。

病例 43

1. 病情简介 患儿,男,7岁3个月,生后2个月注射疫苗后,注射部位(左上臂外侧)出现皮下血肿,青紫色,遂来我院就诊,查凝血功能异常,确诊为血友病A(重型)。追问家族史,患儿舅舅幼年时确诊血友病A,后因颅内出血死亡。

2. 辅助检查 凝血功能APTT 121.3秒(正常值28~44秒),凝血因子Ⅷ定量0.9%(正常值60%~150%),余凝血因子定量正常。

3. 遗传学检查 长片段PCR基因检测显示患儿 *F8* 基

因发生内含子 22 倒位,确诊血友病 A(重型)。

4. 治疗经过　该患儿诊断血友病 A 后予输注重组人凝血因子Ⅷ,左上臂皮下血肿渐消退。随后患儿反复出现皮肤碰撞部位瘀斑,部分瘀斑中心有硬结,可自行消退。2 岁时逐渐出现膝、踝关节肿胀(图 34-1)、疼痛,活动受限,曾做关节 B超显示关节腔内出血。每遇关节肿胀、疼痛时,患儿间断输注凝血因子Ⅷ,关节肿痛可逐渐减轻,但未完全消失。

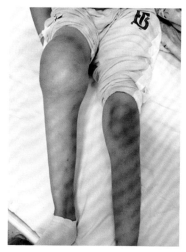

图 34-1　血友病患儿关节病变

(王　华　刘安生)

参考文献

1. SRIVASTAVA A, BREWER AK, MAUSER-BUNSCHOTEN EP, et al. Treatment guidelines working group on bchalf of the world federation of hemophilia. Guidelines for the management of hemophilia. Haemophilia, 2013, 19 (1): e1-e47.

2. GISSEL M, WHELIHAN MF, FERRIS LA, et al. The influence of prophylactic factor Ⅷ in severe haemophilia A. Haemophilia, 2012, 18 (2): 193-199.

3. 游国岭, 陆晔玲, 戴菁, 等. F8 基因大片段缺失所导致的一例重型血友病 A 的分子发病机制研究. 中华检验医学杂志, 2013,(36): 534-537.

4. NATHWANI AC, TUDDENHAM EG, RANGARAJAN S, et al. Adenovirus-associated virusvector-mediated gene transfer in hemophilia B. N Engl J Med, 2011, 365 (25): 2357-2365.

5. SANTAGOSTINO E, NEGRIER C, KLAMROTH R, et al. Safety and pharmacokinetics of a novel recombinant fusionprotein linking coagulation factor Ⅸ with albumin (rIX-FP) in hemophilia Bpatients. Blood, 2012, 120 (12): 2405-2411.

第三十五章

遗传性大疱性表皮松解症

【概述】

大疱性表皮松解症(epidermolysis bullosa, EB)是一组少见的多基因遗传性水疱样皮肤疾病,以皮肤及黏膜受压或摩擦后起水疱、表皮剥脱为显著特征,根据皮肤分裂或水疱发生的位置分为单纯型(epidermolysis bullosa simplex, EBS)、交界型(junctional epidermolysis bullosa, JEB)、营养不良型三种(dystrophic epidermolysis bullosa, DEB),常在新生儿期起病,发生率为1:17 000,儿童期常因并发败血症、肺炎而死亡,青春期常见的死因为心肌病、肾衰竭或鳞状细胞癌等。

【病因】

真皮-表皮交界区内编码蛋白的不同基因发生突变是EB发病的遗传学基础。EBS中75%的患者是 *KRT5* 和 *KRT14* 基因发生突变导致,8%患者是 *PLEC1* 发生突变导致的,其他致病基因有 *PKP1*、*EXPH5*、*JUP*、*TGM5*、*DST*、*DSP*、*KLHL24*、*ITGA6* 和 *ITGB4* 等。JEB与编码板层素5、X、VII型胶原(*BPAG2*)等物质的基因突变有关,DEB与编码胶原蛋白VII的 *col7a1* 基因突变有关。

【临床表现】

1. 单纯型 是最常见的类型,常见于婴儿期,包括11种不同亚型,其中7种为常染色体隐性遗传,3种最常见的均为常染色体隐性遗传,包括泛发性大疱性表皮松解症(Koebner型)、疱疹样大疱性表皮松解症(Dowling Meara型)、局限性大疱性表皮松解症(Weber Cockayne型)。泛发性大疱性表皮松解症起病于新生儿期或婴儿早期,皮损多见于手、足和四肢,也可见掌、跖过度角化和脱屑,不累及甲、牙齿和口腔黏膜。疱疹样大疱性表皮松解症出生时即可起病,是最严重的类型,全身广泛分布水疱,可累及口腔黏膜,愈后一般不留瘢痕。

2. 营养不良型 该型在水疱形成愈合后常伴有瘢痕和粟粒疹。主要分为4种亚型:

(1)显性营养不良型:多起病于新生儿期,皮损表现为松弛大疱,水疱及大疱位于四肢伸侧,尤以关节部位多见,尼科利斯基征阳性,愈后遗留萎缩性瘢痕、白斑和棕色斑,在耳郭、手背、臂及腿伸侧常有粟丘疹,一般不累及毛发、牙齿,少数患者黏膜受累,指/趾甲常缺损,有时伴多汗、厚甲、毛囊周围角化和鱼鳞病,生长和智力发育正常。

(2)隐性营养不良型:临床症状更为严重,出生后不久即有水疱和糜烂,疱壁薄且脆,尼科利斯基征阳性。全身皮肤粟丘疹、萎缩、瘢痕同时存在,四肢末端破坏性损害可导致挛缩和严重变形。常有结膜受累,严重可有失音、吞咽困难、唇龈沟消失,龋齿多见,毛发稀少,甲和牙畸形,同时伴有贫血和生长迟滞等表现。

(3)新生儿暂时性大疱性表皮松解症:特点为出生时或摩擦后出现水疱、大疱性皮疹,数月后自行恢复,不留瘢痕。

(4)Bart综合征:常染色体显性遗传,特点为先天性表皮缺损、机械性水疱、甲畸形,预后好。

3. 交界型　最罕见的类型,出生后即出现广泛水疱、大疱及糜烂面,累及多器官系统,包括呼吸道、消化道、泌尿生殖道损害,甲可出现严重营养不良,水疱萎缩性愈合,预后差,常死于婴儿期。

【诊断】

本病主要特征为皮肤受压或摩擦后即可引起大疱,可根据家族史、临床特点、免疫荧光技术、电子显微镜、基因检测确诊及分型。

【治疗】

目前尚无确切的治疗方法,治疗的目的是减轻症状并提供支持性措施。因此,治疗的重点是预防损伤和并发症。

1. 药物治疗　单纯型和营养不良型用大剂量维生素 E 可减轻症状。交界型可短期应用肾上腺皮质激素以缓解症状。营养不良型可伴有严重贫血,需定期评估贫血情况,必要时输注红细胞悬液。

2. 皮肤护理　避免创伤,消毒创面,防止感染。局部应用碱性成纤维细胞因子促进表皮生长。

3. 营养支持　制定易于食用的食谱,食用高热量及高蛋白食物,补充维生素和矿物质。

4. 基因、细胞疗法及蛋白替代治疗　尚未应用于临床,处于临床试验测试中。

病例 44

1. 病情简介　患儿,男,生后 9 小时,以"多发皮疹 9 小时余"就诊,系第 2 胎第 2 产,足月顺产,出生体重 3 250g,生产史无异常,生后即发现患儿全身多处皮疹,右手示指及双下肢膝盖以下界限清楚的皮肤缺损,基底皮肤红,经急诊转运,以"大疱性表皮松解症"收住新生儿重症监护室。病程中精神反应一般,无发热,无气促及呼吸困难,无尖叫、抽搐,无烦躁不安,已排胎便。否认家族中具有相同及类似疾病史,无家族遗传疾病史。

2. 体格检查　体温 36.5℃,脉搏 165 次 /min,呼吸 55 次 /min,血压 78/46mmHg,体重 3 100g。神志清楚,精神反应差。右手示指及双下肢膝盖以下有界限清楚的皮肤缺损,基底皮肤红,无结痂、渗出(图 35-1)。前囟平软。三凹征阴性。口唇红润,口周无发绀,心肺听诊无明显异常。腹部软,肝脾不大,肠鸣音正常。四肢温暖,毛细血管充盈时间正常。肌张力正常,原始反射稍减弱。

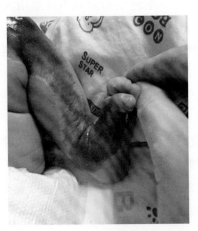

图 35-1　患儿下肢内侧可见界限清楚的
大片皮肤缺损,基底发红,无渗出

3. 实验室检查　血常规及 C 反应蛋白正常。肝功能:总胆红素 82.9μmol/L、直接胆红素 16.7μmol/L。肾功能、电解质及心肌酶未见明显异常。凝血检查无异常。降钙素原 1.81ng/ml。尿粪常规无异常。乳酸 2.10mmol/L，血培养阴性。

4. 辅助检查　心脏 B 超示先天性心脏病：房间隔缺损(中央型)；卵圆孔未闭。

5. 遗传学检测　全外显子组高通量测序结果显示患儿的 *COL7A1* 基因发生 c.6136G>A(p.G2046S)杂合变异，经 Sanger 测序验证，患儿父亲携带该变异，母亲未携带，符合常染色体显性遗传规律。c.6136G>A 变异为文献和数据库报道的与大疱性表皮松解症相关的致病性变异。依据 ACMG 指南，该变异为疑似致病性变异。确诊先天性大疱性表皮松解症。

6. 治疗经过　给予皮肤护理，头孢呋辛抗感染，补液及对症等治疗。病程中患儿有新出皮损(皮肤、口腔黏膜部位)，部分逐渐干燥、结痂，住院治疗 8 天好转出院。嘱出院后加强皮肤护理，保持皮肤干燥、清洁，口服维生素 E，门诊随诊。

(赵玉娟　刘建萍)

参考文献

1. HON KL, LI JJ, CHENG BL et al. Age andetiology of childhood epidermolysis bullosa mortality. J Dermatolog Treat, 2015, 26 (2): 178-182.

2. BRUCKNER-TUDERMAN L. Newer treatment modalities in epermolysis bullosa. Indian Dermatol Online J, 2019, 10 (3): 244-250.

3. BOLLING MC, JONGBLOED JDH, BOVEN LG, et al. Plectin mutations underlie epidermolysis bullosa simplex in 8% of patients. J Invest Dermatol, 2014, 134 (1): 273-276.

4. 邵肖梅，叶鸿瑁，邱小汕．实用新生儿学．5 版．北京：人民卫生出版社，2019: 1009-1010.

第三十六章

异戊酸血症

【概述】

异戊酸血症（isovaleric acidemia，IVA）是由于异戊酰辅酶 A 脱氢酶（isovaleryl-CoA dehydrogenase，IVD）先天性缺陷所致的一种罕见遗传性代谢病，属于有机酸血症的一种，系常染色体隐性遗传。根据患儿出现症状的严重程度及发病时间的早晚，临床上将 IVA 分为典型 IVA（急性型）和非典型 IVA（慢性间歇型）。其发病率在德国、美国、中国台湾省分别为 $1:62\,500$，$1:250\,000$，$1:365\,000$，但在中国大陆尚无统计数据。

【病因】

IVA 的致病基因为 *IVD*，编码 IVD，位于 15 号染色体，包含 12 个外显子和 11 个内含子，长度为 15kb。迄今为止，发现至少 100 种 *IVD* 基因突变，包括点突变或者插入/删除等。发病机制为 IVD 缺陷，亮氨酸分解过程中的分解代谢产物异戊酰辅酶 A 正常代谢途径被阻断，旁路代谢生成的异戊酰甘氨酸和 3-羟异戊酸在体内聚集，侵害患儿的神经与造血系统，致发育迟缓、运动失调、昏迷甚至死亡。

【临床表现】

IVA 分为急性型和慢性型两种临床类型。

1. 急性型　新生儿在出生时正常，生后 1~14 天出现拒奶、呕吐，继而表现为脱水、倦怠和嗜睡。多有体温低、震颤或惊厥。常伴有因异戊酸增高所致的难闻的"汗脚"气味。除严重的代谢性酸中毒外，酮症、末梢血中性粒细胞减少、血小板减少、高血氨、低血钙、低血糖或高血糖等常见。

2. 慢性型　患儿第 1 次临床发作通常在 1 岁内，一般在上呼吸道感染或高蛋白饮食后发生，反复发作症状包括呕吐、嗜睡，后进展为昏迷，有酸中毒伴酮尿及特殊"汗脚"异味，少数患儿可伴血小板减少，全血细胞减少等特征。

【诊断】

1. 临床诊断标准　典型临床表现，血串联质谱异戊酰肉碱升高，尿气相色谱 - 质谱异戊酰甘氨酸水平升高。

2. 基因诊断标准　通过测定 IVD 活性和 *IVD* 基因检测可明确诊断。

【治疗】

1. 饮食改变　严格限制蛋白质的摄入 1~2g/（kg·d）。不含亮氨酸的特殊奶粉喂养，辅以极少量的普通奶粉以补充生理需要的亮氨酸及异亮氨酸。添加辅食后，严格依据《中国食物成分表》仅摄取含亮氨酸低的食物。

2. 药物治疗　急性期可暂停蛋白质摄入，能量由非蛋白物质提供，适当予以碳酸氢钠纠正酸中毒，甘氨酸和肉碱可促进清除异戊酰辅酶 A，使其转变为易排泄的无毒性产物异戊酰甘氨酸和异戊酰肉碱排出。甘氨酸用量为 150~250mg/

（kg·d），异戊酸浓度升高时可增加至 600mg/（kg·d），左旋肉碱用量为 100mg/（kg·d）。

病例 45

1. 病情简介　患儿，男，11 天 1 小时，以"间断抽搐 2 天"入院，系第 3 胎第 2 产，胎龄 38^{+2} 周，单胎，因"羊水早破"剖宫产娩出，否认胎儿窘迫，否认生后窒息抢救史，Apgar 评分 8-10-10 分，羊水无污染，无脐带绕颈，否认胎盘异常，生后 2 小时开奶，母乳喂养，吃奶可，生后 24 小时内排胎便及小便。2 天前患儿无明显诱因出现 1 次抽搐发作，表现为四肢抖动，双手屈曲紧握，伴眨眼，刺激无反应，无面色及口唇发绀，无大小便失禁，持续约 5 秒后自行缓解，抽搐缓解后精神反应欠佳，伴有吃奶欠佳，睡眠较前增多，无发热，未闻及咳嗽，之后有 2 次抽搐发作，表现同前，持续数秒钟均自行缓解，仍有精神反应差，拒乳，于当地医院予以对症治疗，1 天前再次出现 2 次抽搐发作，发作同前，持续时间较前延长，最长为 15~20 秒，可自行缓解，急诊以"抽搐待查"收入院。

患儿父母体健，其母第 1 个孩子因"新生儿肺炎"抢救无效死亡。第 2 个孩子为女孩，10 岁半，体健。父母非近亲结婚，否认类似家族病史及其他遗传代谢性疾病。

2. 体格检查　体温 36.8℃，呼吸 46 次/min，脉搏 141 次/min，血压 70/41mmHg。体重 3 290g。神志不清，浅昏迷。无特殊面容。双肺呼吸音清，未闻及干湿啰音，心率 141 次/min，心律齐，心音有力，心前区未闻及杂音，腹壁柔软，未触及包块，肝肋下 2.5cm，剑突下 2cm，质软，脾肋下未触及。肛门存在，正常男性生殖器。原始反射减弱。四肢肌张力过高。存在特殊臭味。

3. 实验室检查 血常规:WBC $2.29×10^9$/L、NEUT 40.2%、LYMPH 55.5%、HGB 138g/L、PLT $77×10^9$/L。尿粪常规正常。肝功能:TBIL 49.0μmol/L、D-BIL 19.40μmol/L、IBIL 29.60μmol/L、ALT 17U/L。肾功能正常。电解质:K^+ 3.1mmol/L,Ca^{2+} 2.0mmol/L。血糖 1.38mmol/L。血气分析:cBase(Ecf)−13.9mmol/L、PCO_2 14.8mmHg、pH 7.44、PO_2 242.00mmHg、HCO_3^- 9.8mmol/L,SO_2 99.9%。凝血功能正常。甲状腺功能正常。血浆乳酸 0.87mmol/L。血氨 204.5μmol/L。脑脊液常规:细胞总数 $40×10^6$/L,白细胞数 $2×10^6$/L。脑脊液生化:氯 123mmol/L、葡萄糖 5.26mmol/L、蛋白 2 154mg/L。

4. 辅助检查 心脏彩超:先天性心脏病:房间隔缺损(中央型)。头颅超声:双侧脉络丛回声增强,脉络丛小囊肿;双侧大脑中动脉血流速度未见明显异常。头颅 MRI 提示:双侧大脑、小脑多发点状异常信号,左侧侧脑室室管膜下少量出血。脑电图提示:界限性脑电图。血串联质谱结果:异戊酰肉碱 4.333μM(正常值 0.040~0.400);尿气相色谱-质谱结果:3-羟基异戊酸 520.77(正常值 0.00~6.10)。

5. 遗传学检测 在本例患儿的全外显子组测序数据中发现了 *IVD* 基因 c.1208A>G(p.Y403C)杂合变异和 E12 杂合缺失,经 Sanger 测序及 QPCR 验证,上述变异分别遗传自父亲和母亲。c.1208A>G 变异为文献和数据库报道的与异戊酸血症相关的致病变异,E12 缺失未见相关报道,但 *IVD* 基因有多个大片段缺失的文献报道,依据 ACMG 指南,上述变异均为致病性变异。患儿确诊为异戊酸血症。

6. 治疗经过 经过禁食、补液(静滴 5%~10% 葡萄糖、氯化钾、氯化钠),抗感染,苯巴比妥止惊,甘露醇降颅内压等对症处理,患儿未再出现抽搐。血常规反复查提示白细胞减低,血小板减低,贫血,输注血小板、红细胞悬液,口服维生素 B_4

升高粒细胞等对症治疗。但因反复查血气分析示有代谢性酸中毒,血氨增高,患儿存在特殊臭味,临床高度怀疑遗传代谢病,给予左卡尼汀促进代谢,患儿意识逐渐清醒,但精神反应仍差。住院第 10 天血串联质谱结果及尿气相色谱 - 质谱结果均提示异戊酸血症可能性大。给予无亮氨酸奶粉及少量普通配方粉开奶,并口服左卡尼汀,未见异常后逐渐加奶,患儿精神逐渐好转,复查血气分析提示代谢性酸中毒纠正,贫血及血小板减少纠正,经口吃奶可,予以出院。出院后继续无亮氨酸的特殊奶粉,辅以极少量的普通奶粉喂养,严格限制蛋白质的摄入[1~2g/(kg·d)],口服左卡尼汀口服液 100mg/(kg·d)。患儿出院后每 2~3 个月定期随访,未再次抽搐,最近一次复查为患儿 7 月龄时,生长发育稍落后于正常同龄儿,4 月抬头,现可扶坐、坐不稳,能翻身,可抓物,可逗笑。血串联质谱示异戊酰肉碱 9.082μM(正常值 0.040~0.400μM),尿气相色谱 - 质谱结果示异戊酰甘氨酸 1 125.61(正常值 0.00~0.69),异戊酰甘氨酸 2216.29(正常值 0.00~0.50)。

(汪治华　李 佳)

参考文献

1. TANAKA K, BUDD MA, EFRON ML, et al. Isovaleric acidemia: a new genetic defect of leucine metabolism. Proc Natl Acad Sci U S A, 1966, 56 (1): 236-242.

2. GRÜNERT SC, WENDEL U, LINDNER M, et al. Clinical and neuro-cognitive outcome in symptomatic isovaleric acidemia. Orphanet J Rare Dis, 2012, 7: 9.

3. DERCKSEN M, DURAN M, IJLST L, et al. Clinical variability of isovaleric acidemia in a genetically homogeneous population. J Inherit Metab Dis, 2012, 35 (6): 1021-1029.

4. LIN WD, WANG CH, LEE CC, et al. Genetic mutation profile of isovaleric acidemia patients in Taiwan. Mol Genet Metab, 2007, 90 (2): 134-139.

5. ENSENAUER R, VOCKLEY J, WILLARD JM, et al. A common mutation is associated with a mild, potentially asymptomatic phenotypein patients with isovaleric acidemia diagnosed by newborn screening. Am J Hum Genet, 2004, 75 (6): 1136-1142.

6. VOCKLEY J, ROGAN PK, ANDERSON BD, et al. Exon skipping in IVD RNA processing in isovaleric acidemia caused by point mutationsin the coding region of the IVD gene. Am J Hum Genet, 2000, 66 (2): 356-367.

7. KAYA N, COLAK D, AL-BAKHEET A, et al. Identification of a novel IVD mutation in a consanguineous family with isovaleric acidemia. Gene, 2013, 513 (2): 297-300.

8. HERTECANT JL, BEN-REBEH I, MARAH MA, et al. Clinical and molecular analysis of isovaleric acidemia patients in the United Arab Emirates reveals remarkable phenotypes and four novel mutations in the IVD gene. Eur J Med Genet, 2012, 55 (12): 671-676.

9. 王天有, 申昆玲, 沈颖. 诸福棠实用儿科学. 9 版. 北京: 人民卫生出版社. 2013: 2142.

10. 付溪, 高洪杰, 吴婷婷, 等. 异戊酸血症 2 例患儿的临床研究并文献复习. 中华实用儿科临床杂志, 2014, 29 (8): 599-604.

第三十七章

肢带型肌营养不良 3 型

【概述】

肢带型肌营养不良（limb girdle muscular dystrophy，LGMD）是一种常染色体显性/隐性遗传病，根据遗传方式可以分为常染色体显性遗传性肢带型肌营养不良症（LGMD1 型）和常染色体隐性遗传性肢带型肌营养不良症（LGMD2 型）；根据不同基因缺陷将 LGMD1 型和 LGMD2 型进一步分为多种亚型，目前已报道 30 余种亚型，且具有高度遗传异质性。发病率为（1~6）/100 000。其中 LGMD3（LGMD2D）型以肩胛带肌、骨盆带肌、四肢近端肌肉不同程度进行性萎缩和无力为主要特点，是一种严重的罕见病。

【病因】

LGMD2C、2D、2E 和 2F 型分别与人类第 13、17、4 和 5 号染色体对应的 γ、α、β、δ- 肌聚糖（sarco glycan）编码基因 *SGCG*、*SGCA*、*SGCB*、*SGCD* 突变有关，统称为肌聚糖病。γ、α、β、δ- 肌聚糖组成一个跨膜的异四聚体，且与 Sarcospan、抗肌萎缩蛋白（dystrophin）、肌营养不良蛋白聚糖（dystroglycan）、互生蛋白（syntrophin）和 α- 异联蛋白（α-ystrobrevin）形成抗肌萎缩蛋白 - 糖蛋白复合物，该复合物在细胞外基底层、肌膜和细胞内骨架蛋白之间形成机械连接,在肌肉收缩和舒张过程中发挥稳定细胞膜的作用。LGMD3(LGMD2D)型与第 17号染色体上的 α- 肌聚糖编码基因 *SGCA* 突变有关,为常染色体隐性遗传。

【临床表现】

LGMD3(LGMD2D)型通常于儿童期缓慢发病、四肢近端对称性肌萎缩和肌无力逐渐加重、大腿前肌群较大腿后肌群更易受累,呈"鸭步"步态;患儿由仰卧起立时,需先翻身转为俯卧位,然后以双手撑地成跪位,继而双膝关节伸直用双手和双腿共同撑起躯干,再用双手依次撑在胫前、膝 / 大腿前方,才能逐步使躯干伸直而成立位,这种起立过程称为Gowers 征,不伴肌肉疼痛、肌强直,心肌受累少见,可累及呼吸肌,严重时可出现呼吸衰竭。

【辅助检查】

1. 血清酶学　血清肌酸激酶升高,且乳酸脱氢酶、谷草转氨酶等也可升高。晚期患者肌萎缩明显,肌酸激酶活性和检测值明显下降。

2. 肌电图　典型的肌源性损害。

3. 肌肉组织活检　病理特征为轻重不一的肌营养不良性改变,即肌纤维大小不一、肌周核增加、肌纤维分裂和结缔组织增生。

4. 免疫组织化学染色或者免疫印迹　抗 *α*-Sarcoglycan蛋白完全缺失,抗 β、γ、δ-sacogiycan 蛋白部分缺失。由于肌聚糖 α、β、γ 和 δ4 个亚单位紧密连接,1 个亚单位缺陷可以导致其他亚单位缺失,任意一种 *SGCA* 基因突变均可以引起部分或全部肌聚糖缺陷,甚至累及抗肌萎缩蛋白缺陷。因此,免疫组织化学染色难以区分上述几种类型,明确诊断需借助基因诊断。

5. 基因检测 有条件应在肌肉活检前先行神经肌肉疾病相关基因分析。

【诊断】

1. 临床诊断标准 根据临床表现、肌酶测定、肌电图及肌肉病理检查可临床诊断。

2. 基因诊断标准 检测到 *SGCA* 基因的复合杂合(或纯合)致病性变异。

【治疗】

LGMD 的治疗主要为支持治疗,需要注意患者的呼吸功能和心律失常。

1. 蛋白质 蛋白质的推荐摄入量应维持在 1.0~1.5g/(kg·d),优质蛋白质比例最好能达到 50%,富含亮氨酸等支链氨基酸的优质蛋白质,如乳清蛋白及其他动物蛋白,均衡分配到一日三餐中。

2. 脂肪酸 在控制总脂肪摄入量的前提下,应增加深海鱼油、海产品等富含 n-3 多不饱和脂肪酸的食物摄入。推荐 EPA 联合 DHA 的 ADMR 为 0.25~2.00g/d。

3. 维生素 D 建议维生素 D 的补充剂量为 15~20µg/d(600~800IU/d);维生素 D_2 与维生素 D_3 可以替换使用。

4. 抗氧化营养素 增加深色蔬菜和水果,以及豆类等富含抗氧化营养素食物的摄入,以减少肌肉有关的氧化应激损伤。适当补充含多种抗氧化营养素,如维生素 C、维生素 E、类胡萝卜素、硒。

5. 基因疗法 e232、e234 成肌细胞移植、e235 肌生成抑制蛋白中和抗体、e236 或生长激素 e238 对临床过程和长期安全性的影响尚待确定。

病例 46

1. 病情简介　患儿,男,4 岁 5 个月,入院 4 个月前因"呕吐"在当地医院住院治疗期间查肌酶明显升高,之后 4 个月反复查肌酶仍高(表 37-1),平素爬楼梯动作缓慢,需大人协助。

表 37-1　患儿肌酸激酶检查结果

项目	2018 年 12 月 14 日	2019 年 1 月 10 日	2019 年 2 月 3 日	2019 年 4 月 17 日
肌酸激酶(参考值 24~229U/L)	1 604	12 651	2 157	4 338

2. 辅助检查　肌电图提示肌源性损害。肌肉 B 超提示:肌束萎缩变薄,纹理及层次紊乱(图 37-1)。

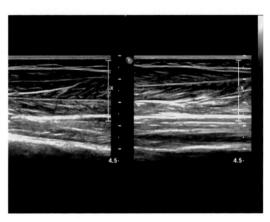

图 37-1　患儿腓肠肌超声图

3. 遗传学检查　患儿的MLPA基因检测结果排除了*DMD*基因发生大片段缺失和重复变异的可能。全外显子组的基因检测结果显示该患儿的*SGCA*基因发生了c.320C>T（p.A107V）和c.352C>T（p.Q118X）杂合变异。经Sanger测序验证，患儿父亲携带c.320C>T变异，患儿母亲携带c.352C>T变异，符合常染色体隐性遗传规律。c.320C>T变异为文献和数据库报道的与肌带型肌营养不良3型相关的基因变异，c.352C>T未见相关文献和数据库记录。依据ACMG指南，c.320C>T为临床意义未明变异，c.352C>T为疑似致病性变异。患儿确诊为LGMD3。

4. 治疗经过　常规给予生活方式指导，适当而有规律的体力活动。目前仍在治疗随访中。

（李　健　张艳敏　杨　颖）

参考文献

1. SÁENZ A, LETURCQ F, COBO AM, et al. LGMD2A: genotype-phenotype correlations based on a large mutational survey on the calpain3 gene. Brain, 2005, 128 (Pt 4): 732-742.

2. MAGRI F, NIGRO V, ANGELINI C, et al. The italian limb girdle musculardystrophy registry: Relative frequency, clinical features, and differential diagnosis. Muscle Nerve, 2017, 55 (1): 55-68.

3. YU M, ZHENG Y, JIN S, et al. Mutational spectrum of Chinese LGMD patients by targeted next-generation sequencing. PLoS One, 2017, 12 (4): e0175343.

4. FANIN M, ANGELINI C. Protein and genetic diagnosis of limb girdle musculardystrophy type 2A: The yield and the pitfalls. Muscle Nerve, 2015, 52 (2): 163-173.

5. WATTJES MP, KLEY RA, FISCHER D. Neuromuscular imaging in

inherited muscle diseases. Eur Radiol, 2010, 20 (10): 2447-2460.

6. ANGELINI C, FANIN M, MENEGAZZO E, et al. Homozygous alpha-sarcoglycan mutation in two siblings: one asymptomatic and onesteroid-responsive mild limb-girdle muscular dystrophy patient. Muscle Nerve, 1998, 21 (6): 769-775.

7. LIANG WC, CHOU PC, HUNG CC, et al. Probable high prevalence of limb-girdle muscular dystrophy type 2D in Taiwan. J Neurol Sci, 2016, 362: 304-308.

8. ZHANG Y, HUANG JJ, WANG ZQ, et al. Value of muscle enzyme measurement in evaluating different neuromuscular diseases. Clin Chim Acta, 2012, 413 (3-4): 520-524.

9. PASSOS-BUENO MR, VAINZOF M, MOREIRA ES, et al. Seven autosomal recessive limb-girdle muscular dystrophies in the Brazilian population: from LGMD2A to LGMD2G. Am J Med Genet, 1999, 82 (5): 392-398.

中英文名词对照索引

OCTD） 147